Con eterno afecto, este libro está dedicado a
José Alberto Rodríguez, una guía luminosa y
amada presencia en nuestras vidas. Su espíritu
perdurable y los ecos de su calidez
permanecen con nosotros, guiando nuestro
viaje más allá en busca de visión.

Este libro también está dedicado a mi musa,
Eurídice, a mi querida familia y parientes, y a
todos los amigos que han caminado conmigo
en este viaje. Su amor y apoyo han esculpido
indeleblemente el contorno de mi vida.

#affestiller #elmonoquieto

Indice

Prólogo

Mi Viaje A través de El Matrix de la Alimentación

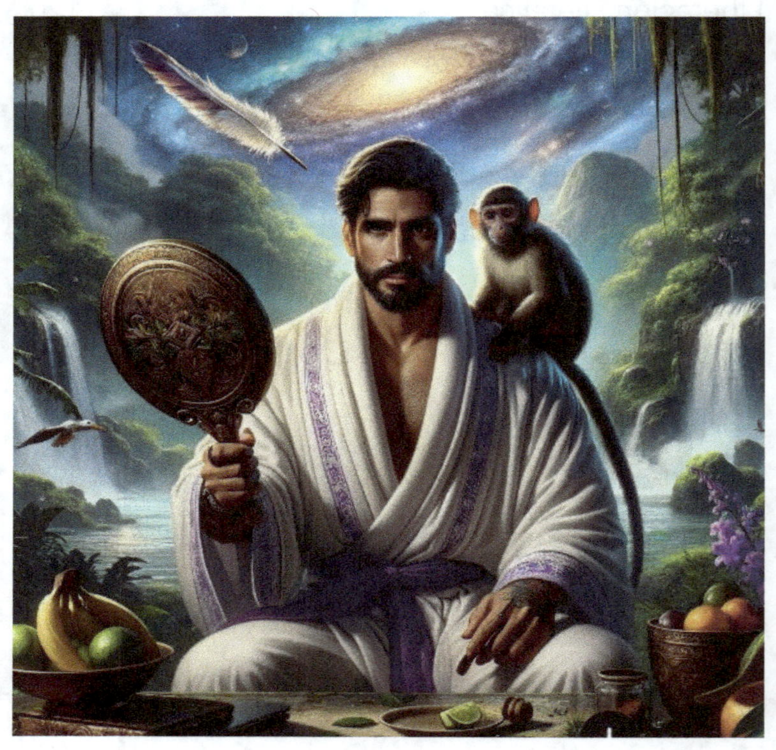

Siete años ahondando en los misterios de la longevidad y el autocuidado han iluminado mi camino con una serie de revelaciones que, gradualmente, han reconstruido el mosaico de lo que ahora se conoce como la "Dieta de la píldora roja".

Cada revelación, una linterna que ilumina el camino, me ha motivado a entender más profundamente cómo nutrimos nuestros cuerpos y almas.

Mi primera revelación surgió de la curiosidad sobre las dietas de longevidad globales y sus impactos culturales. Sorprendentemente, descubrí un vacío donde debería existir la rica herencia dietética de México.

Esta ausencia me impulsó a explorar y documentar el vibrante tapiz de la nutrición mexicana. Al descubrir las abundantes fuentes de salud en la cocina de mi tierra, encontré una misión: elevar estos hallazgos de tesoros locales a conocimientos globales.

Esta misión se convirtió en el primer pilar de mi viaje, un imperativo para compartir la rica dieta de México con el mundo.

En el fértil terreno de este descubrimiento, germinó la idea de un servicio de entrega de comida saludable, nacido en medio de la pausa global causada por la pandemia. Esta iniciativa fue más que un negocio; fue un puente para conectar a las personas con la esencia de la longevidad mexicana a través de la comida.

A partir de mi profunda inmersión en la sabiduría dietética de México, volví mi mirada hacia el norte, contemplando cómo entrelazar la riqueza de las tradiciones gastronómicas mexicanas con el diverso tapiz de preferencias alimenticias estadounidenses.

Esta exploración no fue simplemente un desafío de negocios, sino un viaje cultural en busca de armonía entre distintos mundos culinarios. Se convirtió en una danza de sabores y nutrición, equilibrando autenticidad con accesibilidad, guiándome en la búsqueda universal de salud.

Este diálogo entre culturas me enfrentó a normas arraigadas que dictan nuestras opciones alimenticias. Al desafiar estas convenciones, comprendí la importancia de tomar decisiones informadas en nuestras dietas.

Este descubrimiento fue una liberación de las limitaciones impuestas por las expectativas sociales, permitiéndome abogar por un enfoque más consciente de la alimentación.

Destacó el potencial transformador del conocimiento, permitiéndonos redefinir nuestra relación con la comida.

En medio de este despertar, descubrí el concepto de El Matrix de la Alimentacion, una estructura que resonó con mi narrativa.

Al igual que en Matrix, nuestras decisiones dietéticas son a menudo dictadas por fuerzas invisibles. Utilicé esta analogía para desmitificar la nutrición y el bienestar, haciéndolos accesibles y atractivos.

Esta revelación fue clave para abrir las puertas de la percepción, invitando a otros a ver más allá del dogma dietético y adoptar una forma más consciente de alimentarse.

Mi camino entonces me llevó a compartir mis descubrimientos e ideas con un público más amplio, utilizando el lenguaje visual de infografías e ilustraciones.

Este esfuerzo no se trató solo de impartir conocimiento, sino de conectar a nivel humano, fomentando una comunidad unida en la búsqueda de longevidad.

Fue una invitación a emprender un viaje colectivo hacia una mejor salud, inspirado por historias compartidas de transformación.

La penúltima iluminación en mi búsqueda fue el reconocimiento del poder de los medios, tanto digitales como físicos, para promover un estilo de vida consciente y saludable.

Imaginé la creación de plataformas que no solo informan, sino que también inspiran a actuar y cambiar.

Esta visión se extiende más allá del bienestar individual para abarcar un cambio social hacia prácticas de vida más sostenibles y saludables.

Fue un llamado a cuestionar la esencia de nuestras elecciones dietéticas, haciendo de cada bocado un acto de atención plena y cada sorbo una reflexión de nuestro compromiso con la salud.

Finalmente, el viaje me llevó a comprender la importancia de la salud personal y el autocuidado como base para cualquier cambio significativo.

Aprendí que, para inspirar a otros, primero debo encarnar los principios del estilo de vida que defiendo. Esta comprensión no fue una conclusión, sino un nuevo comienzo, una invitación a vivir como ejemplo y liderar con autenticidad.

Para terminar, el recorrido por estas iluminaciones culminó con el reconocimiento de que la longevidad, aunque parece difícil de alcanzar, es en realidad sencilla. La "Dieta de la Píldora Roja" surge como una guía para abrazar esta sencillez, ofreciendo un modelo para elaborar una dieta personalizada a las necesidades únicas de cada uno.

A través de este libro, te invito a unirte a mí en este viaje, descubriendo el infinito potencial dentro de nosotros para nutrir, prosperar y vivir plenamente.

El alimento como código de transformación

Introducción

En esta era implacable y veloz donde la tecnología reina, nos encontramos en medio de un diluvio de consejos para esculpir el ideal físico y alcanzar un peso saludable.

En medio de esta cacofonía, abundan soluciones efímeras que prometen resultados rápidos pero rara vez abordan las causas profundas de nuestros problemas de alimentación ideal.

Con "El Matrix de la Alimentación" y "La dieta de la píldora roja", me aparto del camino convencional y trato la comida no solo como sustento, sino también como poderosa y transformadora información.

Este relato desafía los dogmas tradicionales de las dietas, un himno a la sincronía entre nuestro físico y los alimentos que nos nutren. La esencia de mi mensaje es directa y transformadora: cultivar atención plena en torno a nuestros hábitos alimenticios puede cambiar profundamente nuestra interacción con la comida y sentar las bases para una vida de salud.

He descubierto una poderosa verdad al aprender a escuchar realmente los susurros y rugidos de hambre y satisfacción internos.

La comida es más que sustento; es un diálogo con nuestro yo más profundo, un ritual diario que puede afirmar nuestra salud o comprometerla, y al aportar una presencia consciente a cada comida, elegimos lo primero.

Esta narrativa no es un descubrimiento efímero. Es una elección consciente de comprometerse con cada sabor, textura y aroma, para encontrar alegría en cada bocado y las señales que guían nuestro consumo.

Para personas centradas en el bienestar, como yo, comer se transforma en un acto de respeto por uno mismo, un momento de conexión con nuestra sabiduría interna.

Al convertir el acto de comer en una práctica meditativa, trazaremos un rumbo a través de El Matrix de la Alimentación, armados con el conocimiento de que nuestras elecciones conscientes nos llevan a un bienestar holístico.

Esta es nuestra revolución: un movimiento que honra nuestra individualidad al nutrir nuestros cuerpos.

Profundizo en la psicología del consumo y sus implicaciones de largo alcance para nuestro bienestar. Sostengo que la comida trasciende su función básica de alimentación; es una forma dinámica de información que moldea nuestros paisajes físicos, mentales y emocionales.

Comprender la esencia transformadora de la comida nos empodera para tomar decisiones ilustradas que fomentan la salud y facilitan la pérdida de peso.

Equipado con conocimiento personal, evidencia empírica y consejos prácticos, este libro es una referencia para aquellos que buscan cultivar hábitos alimenticios conscientes. Cubre un espectro de estrategias, desde la preparación consciente de alimentos y la alimentación intuitiva hasta el reconocimiento de desencadenantes emocionales, diseñados para nutrir una relación armoniosa con la comida.

Además, la narrativa reconoce los obstáculos peculiares que enfrentamos: la omnipresencia de las redes sociales, las agendas agitadas y el atractivo de la comida procesada.

Diseñado para el estilo de vida milenario, mi guía alienta a los lectores a implementar cambios duraderos, alineándose con sus objetivos de bienestar.

Al embarcarme en un camino hacia el bienestar holístico, he adoptado la alimentación consciente como la piedra angular de mi práctica diaria. Es una práctica que trasciende el simple acto de comer y profundiza en el 'cómo' y el 'por qué'.

Este enfoque me ha permitido sintonizar agudamente con el funcionamiento interno de mi cuerpo: sus señales de hambre y saciedad, que son demasiado fáciles de ignorar en un mundo bombardeado por influencias externas.

Al escuchar realmente las señales de mi cuerpo, he alcanzado un nuevo nivel de autoconciencia. Algunos dicen que esto representa hasta el 80% de nuestra relación con la comida. Esta mayor conciencia me ha permitido descifrar mi lenguaje corporal, entendiendo no solo la necesidad de comer, sino también las complejas razones detrás de mis antojos y elecciones.

Este viaje no se trata solo de los beneficios físicos, aunque son abundantes: desde una digestión más suave y un metabolismo acelerado hasta una energía equilibrada y un estado de ánimo elevado. Se trata de conectar con la comida en un nivel más profundo, reconociendo su viaje hasta mi plato y su impacto no solo en mí, sino en el entorno. Se trata del respeto por los alimentos proporcionados y por las manos que han trabajado duro para producirlos.

La alimentación consciente no se limita al ámbito de hacer dieta; está muy alejada de las restricciones habituales. Más bien, es una elección de estilo de vida liberadora, una habilidad que he integrado en el tejido de mi vida cotidiana. Cada comida es una oportunidad para practicar, crecer y nutrir no solo mi cuerpo, sino también mi alma.

En la sencillez de esta práctica reside su belleza. Con cada bocado consciente, elijo una vida de conciencia, una vida donde mis decisiones alimenticias están alineadas con mis valores más profundos de salud y bienestar. Esta es la esencia de la Dieta de la Píldora Roja: una dieta despojada de ilusiones, centrada en el yo auténtico y arraigada en una profunda apreciación de nuestro sustento más básico.

"El Matrix de la Alimentación "replantea el discurso sobre control de peso y nutrición, revelando el papel fundamental de los alimentos como información transformadora. Al abrazar la alimentación consciente, no solo nos acercamos a nuestras aspiraciones de bienestar; también cultivamos un vínculo nutritivo con los alimentos, un legado que enriquecerá nuestras vidas durante años venideros.

Descifrando la Nutrición:

La Teoría de la Única Enfermedad y la Monetización de la Salud

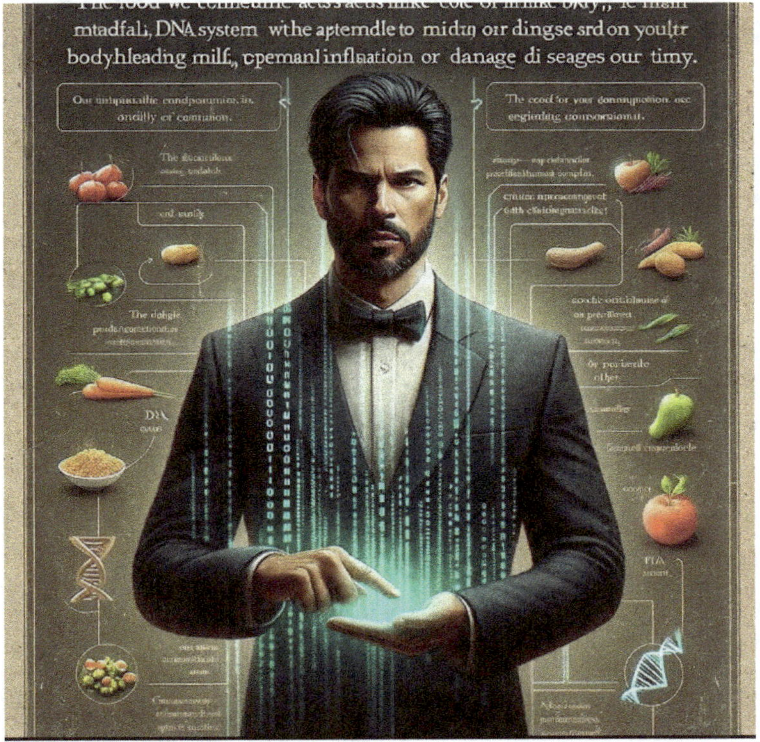

Lo que consumes son moléculas de información, y tu cuerpo opera como un sistema editable. Este concepto sugiere que los alimentos que comes actúan como un código, que a su vez tiene la capacidad de editar el código (ADN) dentro de cada una de tus células, mejorando así el sistema o, por el contrario, infectándolo, dañándolo y hackeando el sistema (tu cuerpo) para hacerte adicto a los códigos maliciosos.

Así como dos individuos nunca son exactamente iguales, tampoco consumen exactamente lo mismo. Esta variación hace que cada persona desarrolle diferentes tipos de inflamación leve y permanente que se acumula con el tiempo hasta convertirse en enfermedad.

En esencia, en lo que respecta a enfermedades relacionadas con la alimentación y nutrición, fundamentalmente existe una condición subyacente: el síndrome metabólico.

Sin embargo, este síndrome se manifiesta a través de varias ramificaciones, cada una identificada por un nombre diferente según el tipo de inflamación que causa.

Esta complejidad ha requerido una especialización dentro del campo médico, con un enfoque en abordar las innumerables formas de inflamación y daño corporal.

Lamentablemente, la industria de la salud a menudo se ve influenciada por "las máquinas", una metáfora de las entidades que priorizan el beneficio sobre la salud.

En lugar de concentrarse en tratar las causas profundas de la inflamación, hay una tendencia a comercializar enfermedades, desviando el foco de la curación holística.

Capítulo 1:

Qué es El Matrix de la Alimentación

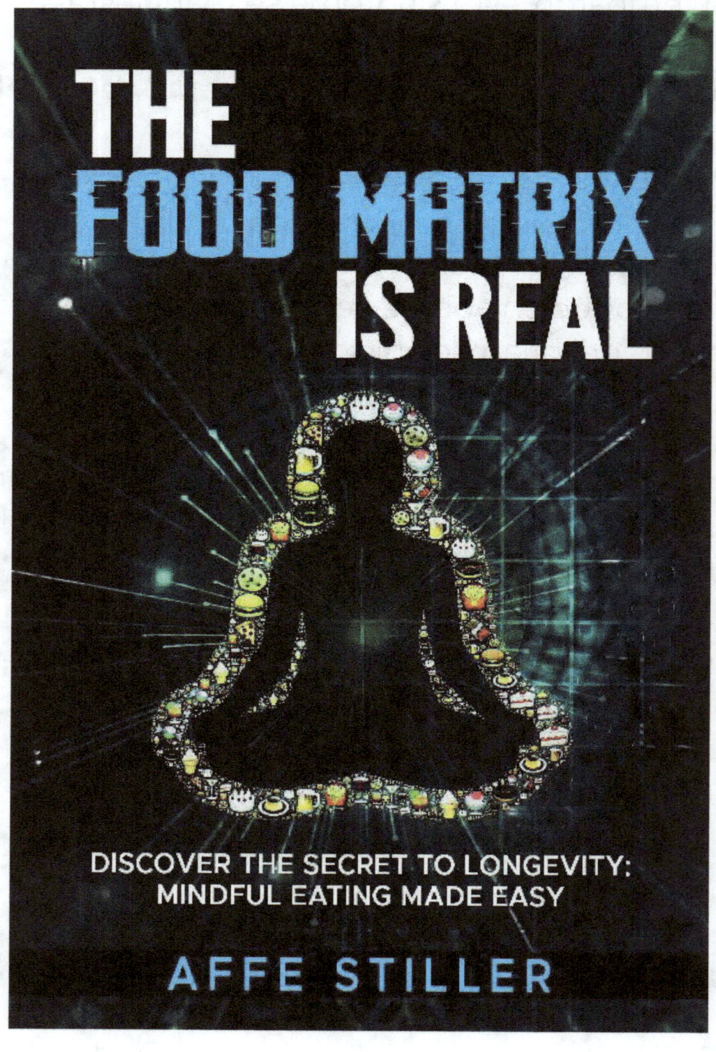

El Matrix de la Alimentación Revelado.

¿Qué es El Matrix de la Alimentación?: Es una construcción diseñada por empresas con fines de lucro, entidades que moldean nuestras preferencias dietéticas desde una joven edad, ha sido tanto esclarecedor como alarmante.

Esta Matrix, impulsada por la manipulación estratégica de azúcar, cafeína, sal y grasas, tiene como objetivo mantenernos adictos, contribuyendo sin saberlo a nuestro propio detrimento de salud.

Reconocer que estas opciones nunca fueron realmente mías fue un momento esencial. Darme cuenta de que mis preferencias podrían haber sido diseñadas desde mi nacimiento por fuerzas externas fue impactante y liberador. Me impulsó a cuestionar todo lo que pensaba que sabía sobre comida y nutrición.

Eligiendo la Dieta de la Píldora Roja

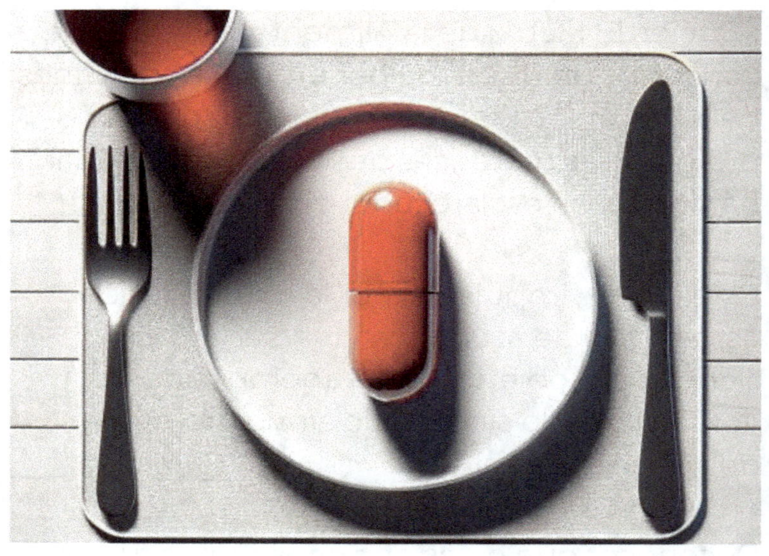

La decisión de adoptar lo que he llegado a llamar La Dieta de la Píldora Roja nació del deseo de liberarme de las garras de El Matrix de la Alimentación. Este viaje ha sido sobre más que solo gestión del peso; ha sido un camino hacia la recuperación de la autonomía sobre mi salud y bienestar.

Adoptar alimentos integrales y no procesados, y participar en prácticas de alimentación consciente, me ha permitido conectar más profundamente con las necesidades de mi cuerpo. Descubrir el verdadero impacto de la comida en mi salud, niveles de energía y vitalidad general ha sido una experiencia esclarecedora.

Comer Conscientemente como Acto de Rebelión

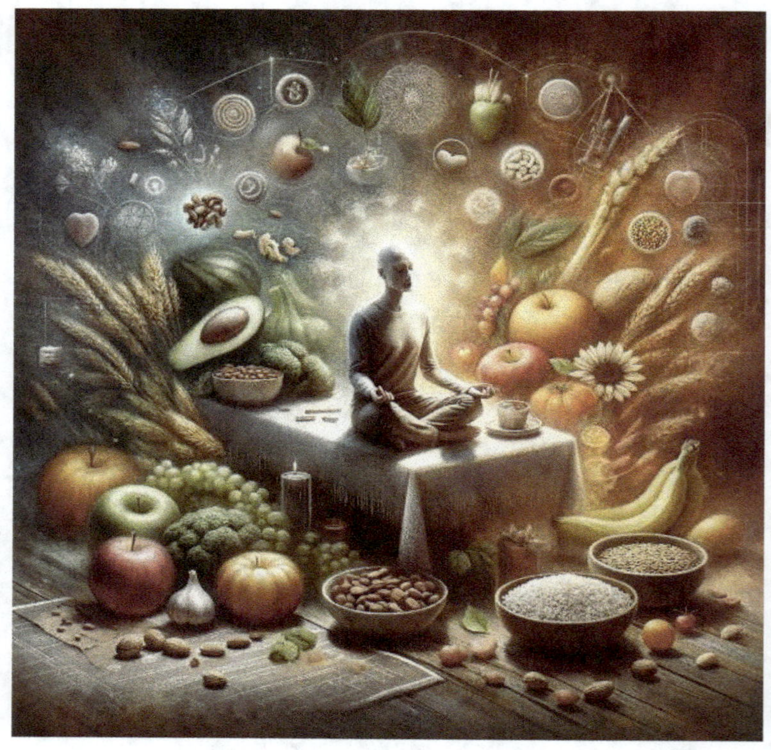

La alimentación consciente se ha convertido en mi forma de rebelión contra las máquinas de la industria alimentaria. Es una práctica que exige presencia, conciencia y compromiso con nutrir mi cuerpo con lo que realmente necesita. Este enfoque ha transformado mi relación con la comida de un consumo indiscriminado a una apreciación consciente.

Priorizando alimentos que están lo más cerca posible de su estado natural y preparando mis comidas con cuidado, he encontrado una forma sostenible de apoyar no solo mi salud sino también la salud del planeta. Este cambio hacia prácticas de comer éticas y sostenibles es un testimonio del poder de las elecciones individuales para impulsar un cambio más amplio.

Mi viaje a través de la Matrix Alimentaria hacia la Dieta de la Píldora Roja ha sido transformador, desafiándome a repensar mi enfoque hacia la nutrición y el bienestar. Al compartir mis experiencias y conocimientos, espero empoderar a otros para que cuestionen, exploren y, en última instancia, encuentren su camino hacia un bienestar holístico.

La lucha por un futuro más saludable —un futuro donde todos tomemos decisiones informadas que beneficien a nuestros cuerpos y al mundo— está en curso. Pero es una lucha que vale la pena emprender, armados con conocimiento, conciencia y un firme compromiso con el bienestar.

Punto de Satisfacción:

Cómo los Aditivos Manipulan Nuestros Hábitos Alimenticios

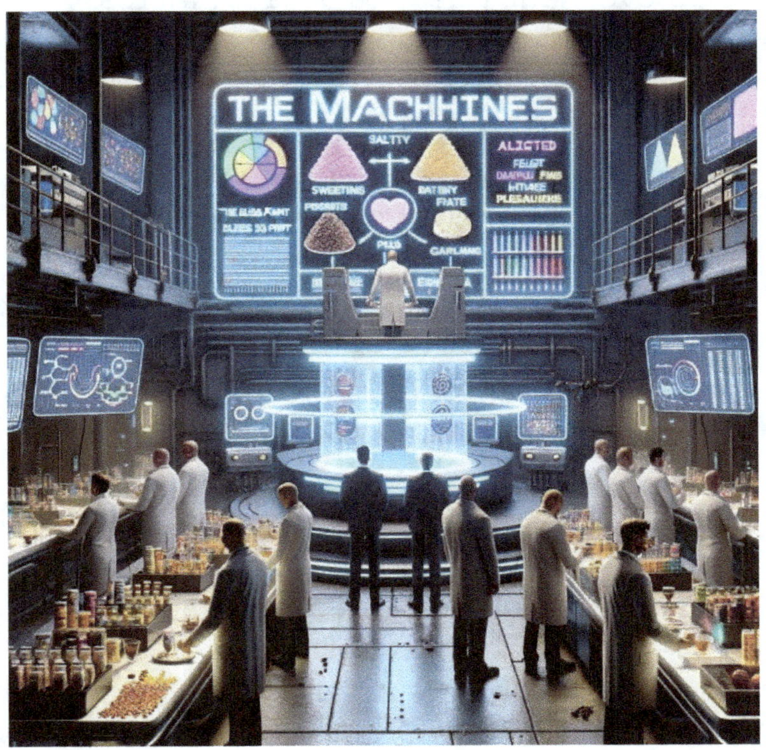

El atractivo de la comodidad y la gratificación instantánea reinan supremos; no es sorprendente que los buscadores de bienestar a menudo nos encontremos en un dilema entre opciones de alimentos y bienestar nutricional. Con astucia, la industria alimentaria ha aprovechado nuestros deseos innatos, explotando nuestros antojos de azúcar, cafeína, sal y grasa a su favor.

Esta narrativa se adentra en el reino del "Punto de Satisfacción" (Bliss Point en Ingles), un término que resume la mezcla exacta de ingredientes que activan los centros de placer máximo en nuestro cerebro, llevándonos por un camino de consumo excesivo, aumento de peso y hábitos alimenticios insalubres.

A medida que navegamos por este paisaje, se vuelve evidente que el Punto de Satisfacción no es solo un concepto; es una estrategia empleada por científicos alimentarios que buscan incansablemente el equilibrio ideal de azúcar, cafeína, sal y grasa, haciendo que los alimentos procesados sean casi irresistibles.

Golpe de realidad: estos aditivos no se añaden a nuestros alimentos por casualidad, sino que están meticulosamente calculados para garantizar que regresemos una y otra vez, a menudo en detrimento de nuestra salud.

Tomemos el azúcar, por ejemplo; su presencia no se limita a los culpables obvios como refrescos y dulces. Se esconde en las sombras de muchos productos procesados: salsas, condimentos e incluso en el pan, contribuyendo a una cascada de problemas de salud, desde aumento de peso hasta inflamación y enfermedades crónicas.

El viaje hacia el bienestar implica un esfuerzo consciente para minimizar nuestra ingesta de estas tentaciones procesadas, favoreciendo la dulzura natural encontrada en frutas y miel, y reclamando nuestra salud del exceso de azúcar.

Igualmente, la cafeína, sal y grasas son omnipresentes en productos procesados, cada una con su propia manera de atraparnos en la dependencia, alterar los ritmos naturales de nuestro cuerpo o elevar nuestro riesgo de condiciones crónicas.

Ser conscientes de estos aditivos y su impacto es el primer paso hacia un enfoque holístico de bienestar y salud.

Al defender los alimentos integrales y no procesados y abrazar el arte de la cocina casera, emprendemos una búsqueda para desmantelar la influencia de la industria alimentaria en nuestras dietas.

Se trata de convertirnos en consumidores informados, reconociendo que nuestras elecciones pueden transformar nuestra salud y dictar el futuro de la producción alimentaria.

Al navegar a través de las complejidades del Punto de Satisfacción, esta exploración desenmascara las tácticas manipuladoras de la industria alimentaria a través de aditivos como azúcar, cafeína, sal y grasa. Sin embargo, también ilumina el camino para quienes buscan el bienestar, a tomar control de nuestras opciones dietéticas.

Al optar por alternativas más saludables y practicar la consciencia en nuestros hábitos alimenticios, sentamos las bases para un estilo de vida marcado por una gestión sostenible del peso y una conexión más profunda y nutritiva con nuestra alimentación.

El Espejismo de la Elección en la Dieta Moderna

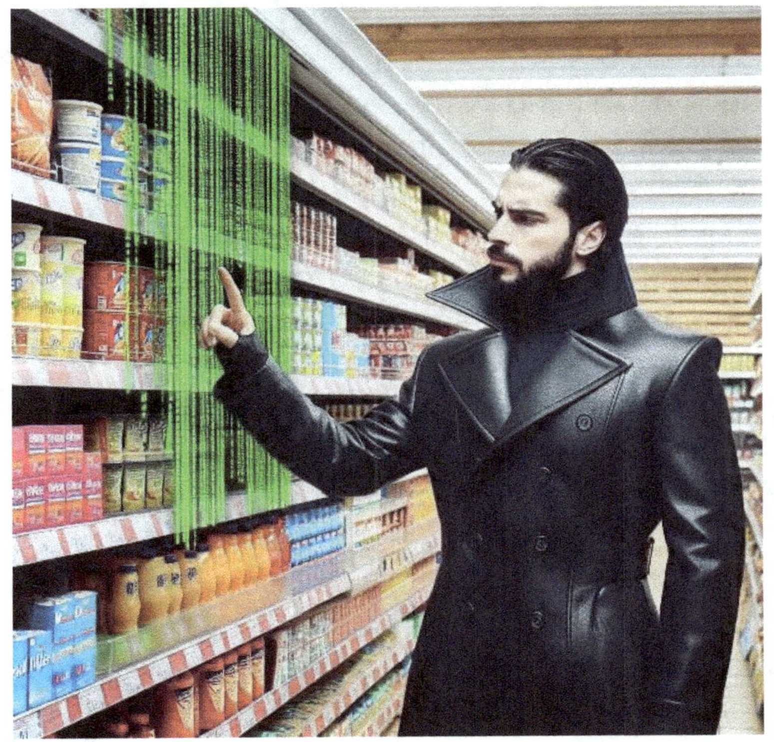

En esta era moderna, me encuentro navegando a través de un laberinto de opciones alimenticias, al igual que muchos de mis compañeros buscadores de bienestar.

Los pasillos de los supermercados, las cadenas de comida rápida y los restaurantes nos bombardean con infinitas opciones.

A simple vista, parece que tenemos muchas opciones para elegir en cuanto a nuestra dieta. Sin embargo, al examinar más de cerca, me he dado cuenta de que esta percepción de abundancia de elección es un espejismo.

Con sus inteligentes estrategias de marketing, la industria alimentaria ha inundado el mercado con productos que compiten por el título de la opción más saludable. Bajo en grasa, sin gluten, sin azúcar, orgánico —las etiquetas son infinitas y cada una promete ser la más sana.

Pero debajo de este barniz de elección yace una dura realidad: la mayoría de las opciones son altamente procesadas, llenas de aditivos y carentes de los nutrientes que nuestros cuerpos necesitan.

Somos especialmente vulnerables como buscadores de bienestar atrapados en el torbellino de nuestras vertiginosas vidas y el atractivo de la conveniencia.

A menudo nos encontramos optando por comidas ya preparadas o sucumbiendo a la tentación de la comida rápida, sacrificando nuestra salud y bienestar por unos minutos extra.

Es tiempo de cambiar. Es tiempo de descorrer el velo sobre esta ilusión y abrazar la alimentación consciente.

Comer conscientemente no se trata solo de comer lentamente o saborear cada bocado: se trata de estar presente y hacer decisiones conscientes e informadas sobre lo que comemos, comprendiendo el impacto que esas opciones tienen en nuestros cuerpos.

¿El primer paso? Educarnos sobre los juegos de manos de la industria alimentaria: los trucos y tácticas diseñados para atraernos a hacer elecciones que no son lo mejor para nosotros.

Al aprender sobre los efectos perjudiciales de los alimentos procesados y los aditivos artificiales, podemos ver a través de la fachada de elección que se nos ha presentado.

Este relato es más que una crítica; es una guía. Su objetivo es diseccionar las estrategias de marketing engañosas que impregnan la industria alimentaria y ofrecer consejos prácticos sobre cómo navegar nuestra dieta moderna.

Desde descifrar etiquetas de alimentos hasta comprender la importancia de varios ingredientes, está diseñado para empoderar a mis compañeros buscadores de bienestar con el conocimiento necesario para tomar decisiones que realmente beneficien nuestra salud.

Podemos recuperar el control sobre nuestra dieta enfrentando el espejismo de la elección y adoptando un enfoque más consciente de nuestros hábitos alimenticios.

Este viaje es algo más que simplemente eliminar productos encontrados; es acerca de embarcarse hacia una forma de vida más saludable y nutritiva. Con comprensión y acción, podemos transformar cómo vemos la comida, haciendo del bienestar holístico una aspiración y una realidad.

El Alimento como Información:

El Código para la Salud o la Enfermedad

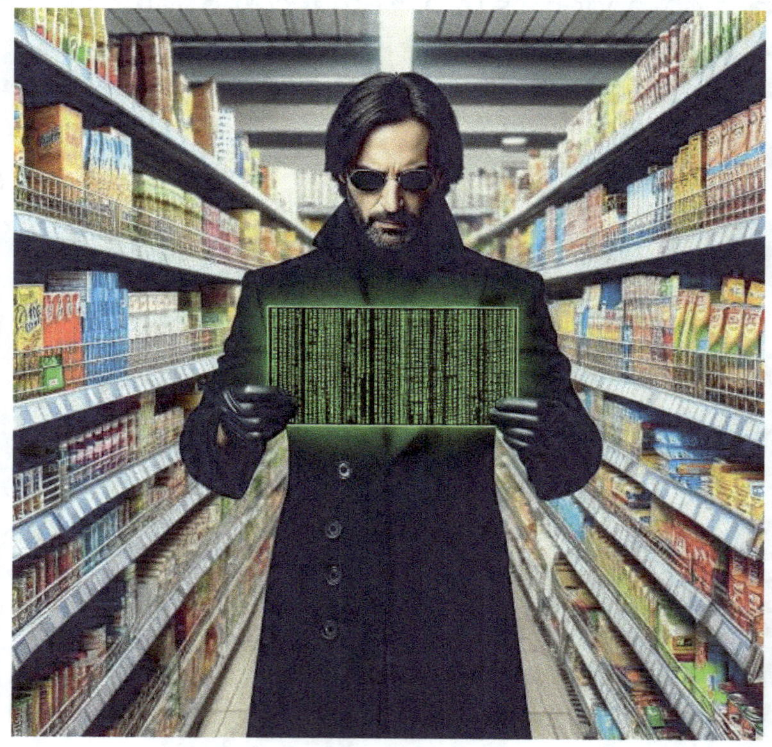

Sumergiéndome en el complejo mundo de la nutrición, mi viaje ha evolucionado de ver la comida simplemente como combustible a entenderla como un profundo comunicador dentro de nuestros cuerpos.

Esta evolución en perspectiva me ha revelado que cada bocado que consumimos es un paquete de información, interactuando intrincadamente con nuestra biología, influyendo en nuestra salud a nivel celular, e incluso alterando la expresión génica.

Aceptar este conocimiento ha sido transformador. Me ha permitido ver mis opciones dietéticas a través de una nueva lente, reconociendo que lo que como no se trata solo de saciar el hambre, sino de curar conscientemente los mensajes enviados a cada célula en mi cuerpo.

Esta idea me ha llevado a cuestionar las tendencias dietéticas predominantes y las estrategias de marketing de la industria alimentaria, instándome a discernir la verdad en medio de un mar de desinformación.

Este entendimiento subraya la importancia de adoptar un enfoque holístico para lo que como. No son solo los macronutrientes los que importan, sino también los micronutrientes: las vitaminas, los minerales y una miríada de compuestos bioactivos que funcionan en concierto para apoyar la función óptima de mi cuerpo. Se trata de adoptar una dieta que sea tan variada y vibrante como la naturaleza misma, reconociendo que nuestros cuerpos prosperan con un espectro diverso de nutrientes.

Además, este camino hacia la iluminación nutricional me ha animado a reconectarme con la sabiduría del mundo natural, eligiendo alimentos que estén lo más cerca posible de su estado natural.

Esta elección es un compromiso para nutrirme con el espectro completo de nutrientes que mejoran la vida, encontrados en alimentos no procesados, un testimonio de la complejidad y riqueza de las ofrendas de la naturaleza.

En esencia, mi camino hacia el bienestar ha sido profundamente influenciado por la revelación de que la comida es mucho más que sustento; es un lenguaje, una forma de comunicarse con las partes más profundas de nosotros mismos.

Es un compromiso para proporcionar a mi cuerpo la mejor información posible a través de lo que como, no solo para vivir, sino para prosperar.

Capítulo 2: Rompiendo el Código

Reconociendo los Aditivos Adictivos en Alimentos Procesados

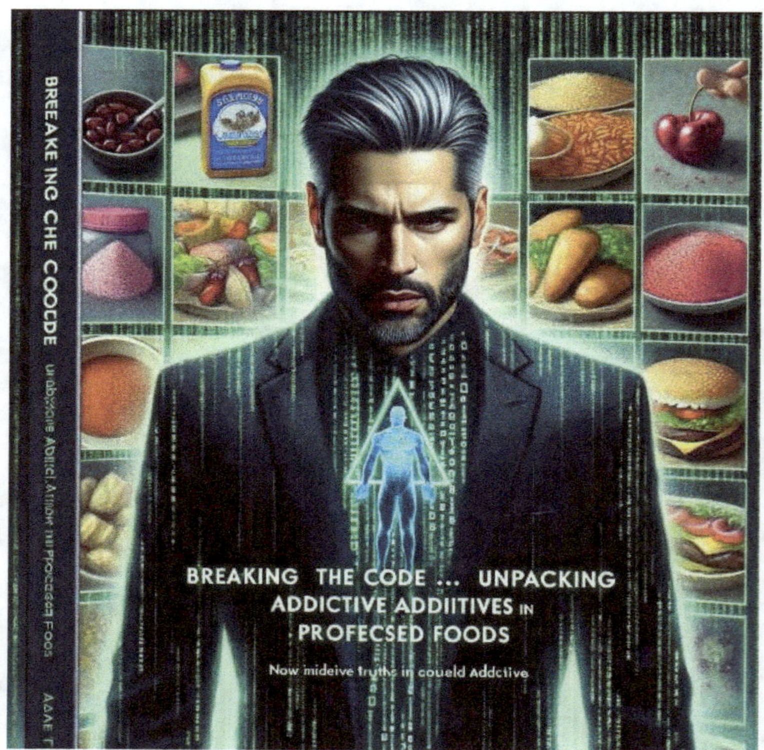

En la búsqueda del bienestar integral, es imprescindible profundizar en los entresijos de nuestra dieta moderna y su impacto en nuestra salud en conjunto.

Un aspecto que merece un detallado examen es la presencia de sustancias adictivas en los alimentos procesados.

Este subcapítulo pretende arrojar luz sobre dos sustancias – Jarabe de Maíz Alto en Fructosa (HFCS por sus siglas en Ingles) y nitrito de sodio – que se han vuelto ubicuas en nuestro suministro alimenticio.

El HFCS, un edulcorante derivado del maíz, se encuentra en numerosos alimentos procesados y bebidas. Su consumo excesivo se ha relacionado con el aumento de peso, la obesidad y un mayor riesgo de desarrollar enfermedades crónicas como diabetes y enfermedades cardíacas.

El principal problema con el HFCS es su alto contenido de fructosa, que puede alterar nuestro metabolismo y provocar el comer en exceso. Además, posee una cualidad adictiva que nos mantiene anhelando más, haciendo difícil resistir la tentación de alimentos y bebidas dulces.

Otra sustancia preocupante que se encuentra comúnmente en carnes procesadas como hot dogs y tocino es el nitrito de sodio.

Se utiliza principalmente como conservante y da a estos productos su atractivo color rojo.

Sin embargo, la investigación ha demostrado que el nitrito de sodio puede formar compuestos nocivos llamados nitros aminas cuando se expone a altas temperaturas durante la cocción o digestión.

Estos nitros aminas han sido relacionadas con un mayor riesgo de desarrollar ciertos tipos de cáncer, particularmente el cáncer color rectal.

Por lo tanto, es crucial ser conscientes de nuestro consumo de carnes procesadas y optar por alternativas más saludables cuando sea posible.

Entender la presencia y los efectos de sustancias adictivas en nuestros alimentos es crucial para los buscadores de bienestar que desean lograr una nutrición holística y mejorada.

Al ser conscientes de los alimentos que consumimos, podemos hacer elecciones informadas y priorizar nuestra salud y bienestar a largo plazo. Leer las etiquetas de los alimentos, reducir nuestro consumo de alimentos procesados y optar por alternativas enteras y sin procesar son pasos que podemos tomar para minimizar nuestra exposición a estas sustancias adictivas.

Desconectándose de Hábitos Alimenticios Heredados:

La Ilusión de la Libre Elección.

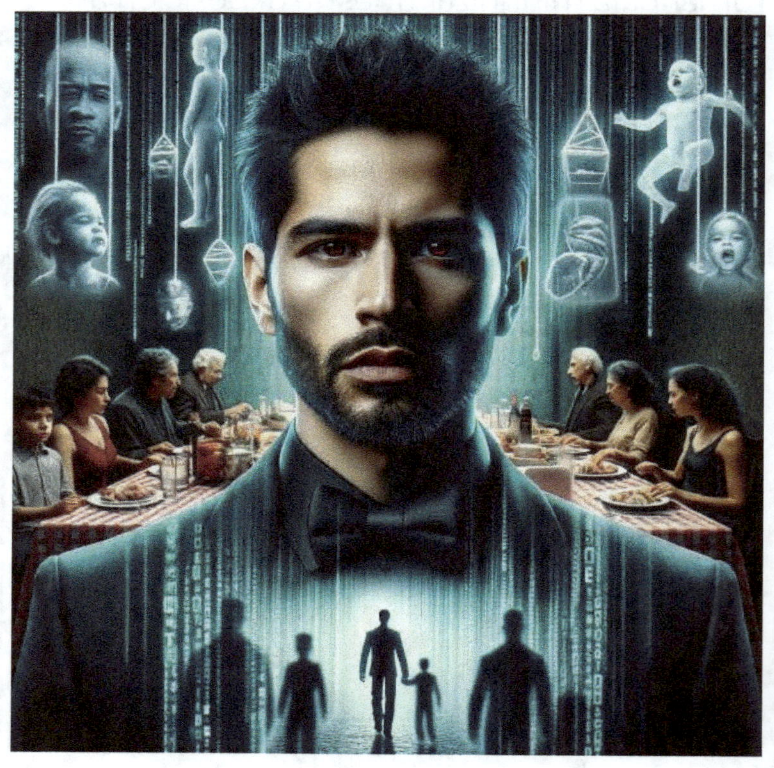

En esta búsqueda de bienestar sostenible, he estado obligado a analizar las complejidades de nuestra dieta moderna y sus profundas implicaciones en nuestra salud.

En esta narrativa, mi atención se centra en una sutil pero omnipresente influencia: la transmisión generacional de preferencias alimenticias y el engañoso sentido de autonomía del que a menudo nos enorgullecemos.

Como individuo consciente, parte de una cohorte celebrada por su independencia y singularidad, es discordante reconocer que mis hábitos alimenticios no dependen exclusivamente de mi propia voluntad.

Reflexionando en mis primeros recuerdos, es claro que los patrones dietéticos de mi familia han dejado una marca indeleble en mi paladar.

Ya fueran las comidas caseras que llenaron nuestra cocina de calidez o los ocasionales caprichos de comida rápida, estas experiencias han esculpido silenciosamente mis preferencias e inclinaciones dietéticas.

Esta revelación desafía la noción de libertad absoluta en nuestras elecciones alimentarias, revelando cómo nuestro entorno familiar y cultural se arraiga profundamente en nuestro subconsciente.

A pesar de la insistencia de nuestra generación en la autonomía, nuestras preferencias culinarias están invariablemente atadas a los entornos en los que fuimos criados.

Reconocer esto no significa disminuir nuestra capacidad para cambiar, sino que resalta la importancia de la atención plena en remodelar nuestros hábitos alimentarios.

Nuestras elecciones de comida no son solo sobre satisfacer el hambre; están entrelazadas con emociones y recuerdos, pintando un complejo tapiz de comodidad, celebración y, a veces, pena.

La ilusión de la libre elección en nuestras decisiones alimentarias se vuelve evidente una vez que reconocemos la profunda influencia de nuestra crianza. Sin embargo, ser conscientes es el primer paso hacia la transformación.

A través de la alimentación consciente, comenzamos a cuestionar los orígenes de nuestras preferencias, explorando las profundidades de nuestra relación con la comida más allá de los deseos superficiales.

A medida que profundizamos en este viaje, la atención plena surge como una poderosa herramienta para desafiar estos hábitos arraigados, ofreciendo un camino para curar conscientemente nuestras dietas y alinearlas con nuestras aspiraciones de salud y bienestar.

Esta exploración no es solo sobre cambiar nuestros patrones alimenticios; es una pregunta más profunda por la autonomía, permitiéndonos cortar las cuerdas de la influencia generacional y cultivar un enfoque más intencionado hacia la nutrición.

Develando El Matrix de la Alimentación:

Su Impacto en la Sociedad y la Mente

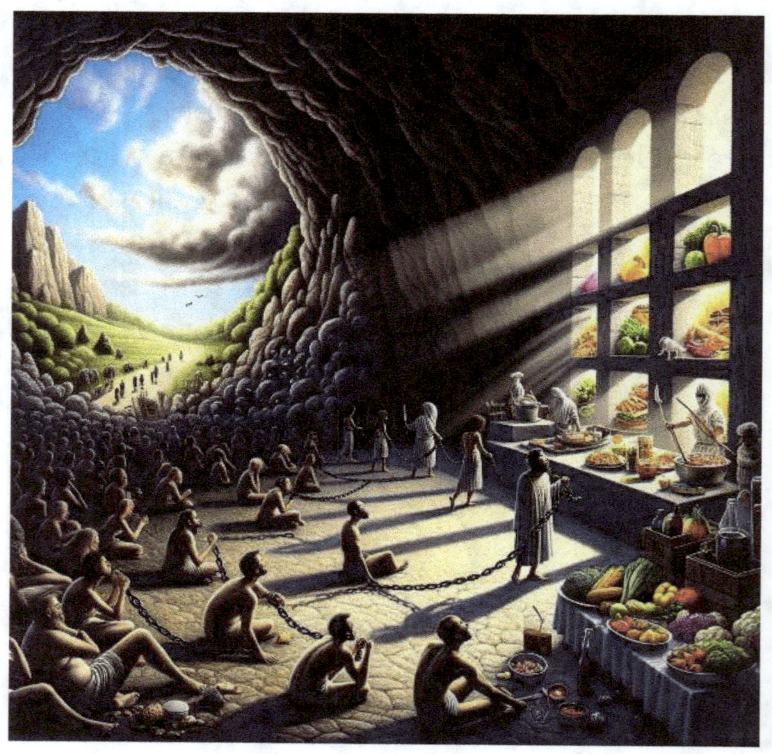

Esta reflexión aborda la comprensión de las consecuencias sociales y psicológicas de lo que he empezado a ver como El Matrix de la Alimentacion, destacando por qué es crucial comer conscientemente en nuestro camino hacia un bienestar holístico.

El Matrix de la Alimentación es un término que uso para describir la intrincada red de influencias en nuestras opciones alimenticias, tejida con hilos sociales, culturales, económicos y psicológicos.

Atrapados en una cultura que idolatra la conveniencia y la gratificación instantánea, las personas conscientes de la salud a menudo nos encontramos en encrucijadas, llevándonos a opciones que son menos que ideales para nuestra salud.

Desde una perspectiva social, El Matrix de la Alimentación ha impulsado un aumento en las cadenas de comida rápida y la producción de alimentos procesados, fomentando estilos de vida sedentarios.

Nuestra inclinación hacia la conveniencia significa que a menudo optamos por alimentos altos en calorías, pero bajos en valor nutricional, desencadenando una crisis de salud.

Psicológicamente, el impacto es profundo. La constante corriente de anuncios, la influencia de las redes sociales y el peso de las expectativas sociales forjan estándares irreales de belleza y de imagen corporal.

Esta presión puede llevar a la insatisfacción, disminución de la autoestima y patrones de alimentación insalubres.

Reconocer las influencias sociales y psicológicas de El Matrix de la Alimentación es el primer paso para reclamar nuestra salud.

La alimentación consciente sirve como una guía luminosa, llevándonos hacia una presencia plena y tomando decisiones conscientes en armonía con las señales de hambre y satisfacción de nuestros cuerpos.

Adoptar una alimentación consciente es liberador. Significa romper con el agarre de la Matrix alimentaria, reconectarnos con nuestros cuerpos y hacer elecciones informadas que beneficien tanto nuestro bienestar físico como psicológico.

Este camino enfatiza el valor de alimentos integrales y ricos en nutrientes, la actividad física regular y una relación positiva con la comida.

Las influencias sociales y psicológicas de El Matrix de la Alimentación impactan significativamente a quienes buscamos un bienestar integral.

Al entender y confrontar estas influencias, los individuos con mentalidad de salud pueden recuperar el control sobre su salud, haciendo elecciones conscientes que mejoren nuestro bienestar general.

Comer conscientemente no es solo una práctica; es una herramienta poderosa para navegar las complejidades de El Matrix de la Alimentación, llevándonos hacia un estilo de vida más saludable y, en última instancia, un bienestar holístico.

Capítulo 3: La Dieta de la Píldora Roja

Desconectar de El Matrix de la Alimentación: La Guía Práctica

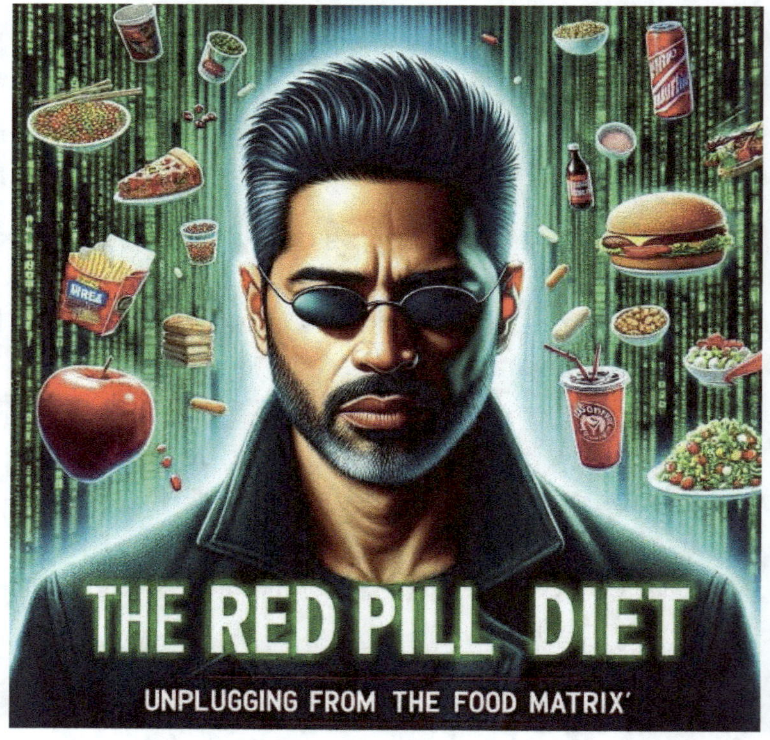

En esta era donde la vida pasa rápidamente, es muy fácil caer en un patrón de comer sin pensar, atrapados en la maraña de la "Matrix Alimentaria". Como entusiastas del bienestar, este fenómeno nos afecta directamente, con el bombardeo de anuncios, tendencias de redes sociales y las últimas modas dietéticas que nublan nuestras elecciones alimenticias.

Pero para aquellos de nosotros que buscamos un bienestar integral, alejarnos de esta Matrix y adoptar un enfoque consciente de la alimentación es vital. Así es cómo hacerlo con intención y cuidado:

1. Los anuncios tienen el poder de moldear nuestros antojos y deseos, a menudo alejándonos de nuestros objetivos de bienestar. Al analizar críticamente el marketing alimentario y sus reclamos, podemos empezar a ver más allá del atractivo, distinguiendo el verdadero valor nutricional del mero bombo publicitario.

2. La esencia de comer conscientemente reside en sincronizarnos con las señales de hambre y saciedad de nuestro cuerpo. Se trata de comer cuando realmente tenemos hambre, y no solo cuando estamos aburridos o tentados por el canto de sirena de la Matrix Alimentaria. Honrar las necesidades de nuestro cuerpo nos guía por un camino de nutrición auténtica.

3. El constante aluvión de imágenes gastronómicas y discusiones puede amplificar antojos y llevarnos hacia opciones menos saludables. Al limitar nuestra interacción con medios centrados en alimentos, nos rodeamos de positividad que refleja nuestras aspiraciones de bienestar holístico.

4. La Matrix Alimentaria a menudo glorifica la conveniencia de los alimentos procesados por encima de la nutrición. Cambiando nuestro enfoque hacia alimentos enteros y no procesados, enriquecemos nuestra dieta con nutrientes esenciales que favorecen la longevidad y la salud general.

5. Comer despacio, saborear cada bocado y apreciar las experiencias sensoriales de la comida puede transformar la hora de comer de un acto sin sentido a una fuente de alegría y satisfacción. Se trata de crear un espacio sereno y libre de distracciones, permitiéndonos comprometernos completamente con el acto de nutrirnos.

El poder de los alimentos integrales:

La base de "La Dieta de la Píldora Roja."

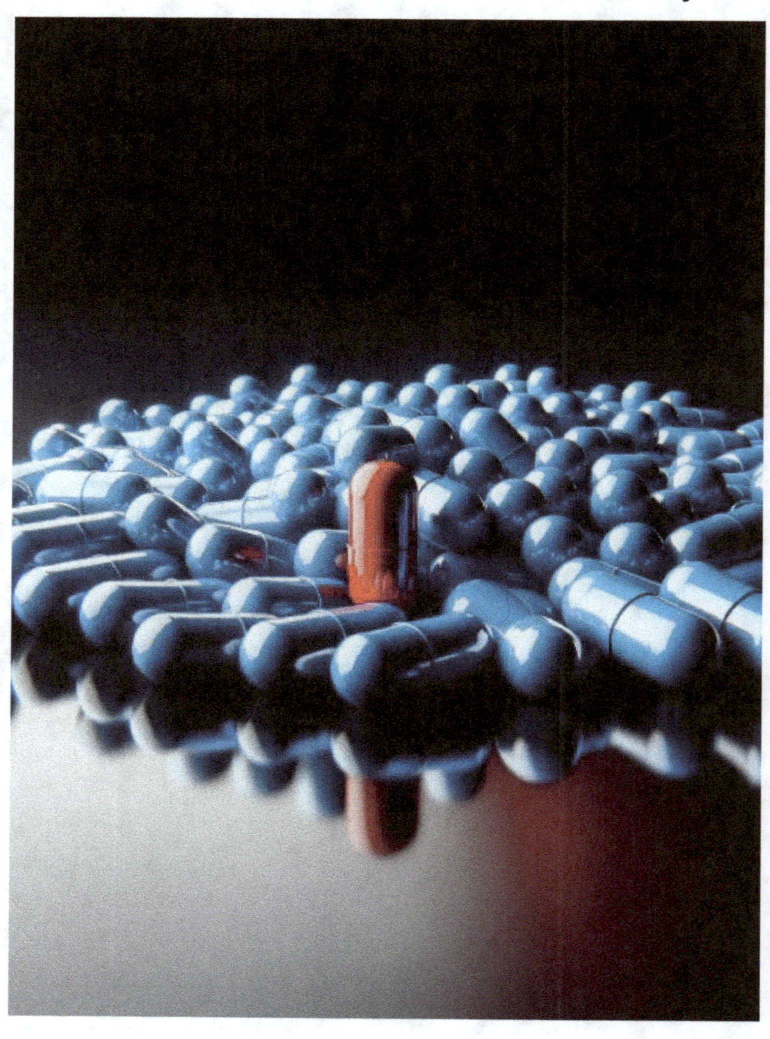

Adoptar estas estrategias para desconectar de la Matrix Alimentaria nos permite recuperar nuestros hábitos alimenticios, estableciendo el escenario para un bienestar holístico.

Se trata de elegir la atención plena y la intencionalidad en nuestras decisiones dietéticas, nutriendo tanto el cuerpo como el alma.

Desconéctate de la ilusión dietética y abre tu mente a la fuerza de las opciones informadas.

En este torbellino de un viaje hacia el verdadero bienestar, es muy fácil quedar atrapado por el atractivo de El Matrix de la Alimentación: la corriente interminable de dietas de moda y alimentos milagrosos que prometen soluciones rápidas pero nos dejan perdidos en un laberinto de confusión nutricional.

Sin embargo, al adentrarme más en El Matrix de la Alimentación, he descubierto el núcleo de una nutrición genuina, desbloqueando los secretos para una vida llena de vitalidad y nutrición.

En el corazón de esta revelación está la simple pero profunda verdad: los alimentos enteros, en sus formas menos procesadas, son las piedras angulares de nuestra dieta. Estos tesoros naturales, repletos de nutrientes esenciales, fibra y fotoquímicos, son los pilares de una salud óptima, protegiéndonos de enfermedades crónicas y elevando nuestro bienestar físico y mental.

Adoptar la dieta de la píldora roja, como he llegado a conocer y compartir en estas páginas, significa hacer de los alimentos integrales la base de nuestros hábitos alimenticios.

Este viaje me ha enseñado los beneficios incomparables de los alimentos integrales: no son solo comida, sino también medicina para nuestros cuerpos y almas.

Desde fomentar un próspero microbioma intestinal, esencial para la digestión e inmunidad, hasta cargarnos con energía a través de vitaminas, minerales y antioxidantes, los alimentos enteros son nuestros aliados para alcanzar y mantener la máxima vitalidad.

Pero la Dieta de la Píldora Roja es más que un camino hacia la salud personal; es un compromiso con la salud de nuestro planeta.

Elegir alimentos integrales nos alinea con prácticas de alimentación éticas y sostenibles que benefician tanto a nosotros como a nuestro entorno.

Esta elección apoya una menor huella de carbono, reduce la necesidad de excesivo embalaje y defiende a los agricultores locales y a la agricultura ecológica.

En el ritmo de la vida actual, donde la comida rápida y las comidas de conveniencia a menudo eclipsan la esencia de alimentarse, forjar una relación saludable con la comida se convierte no solo en una meta sino en una necesidad para individuos centrados en el bienestar como nosotros.

Esta narrativa profundiza en cómo una mezcla de pasión y dedicación puede redefinir nuestro enfoque hacia comer bien, destacando el viaje transformador hacia un bienestar holístico.

Pasión y Devoción:

Cultivando una Relación Saludable con los Alimentos.

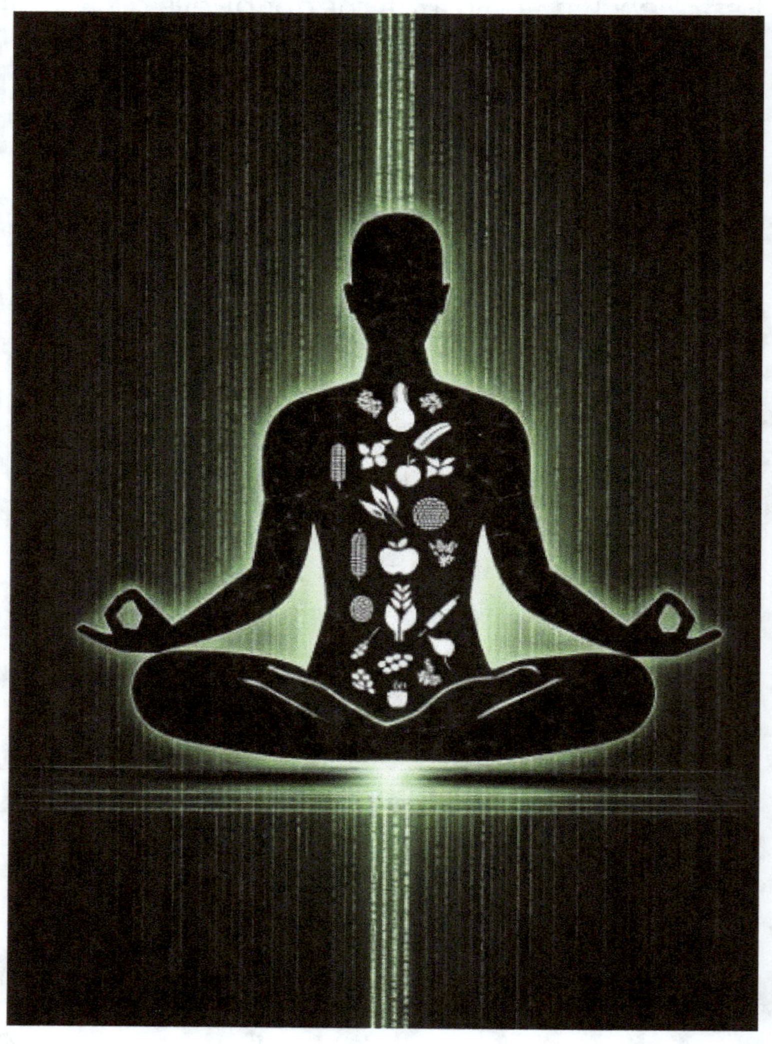

Mi viaje al mundo de la nutrición me ha enseñado que la pasión por la comida trasciende el mero acto de comer. Se trata de abrazar el rico mosaico de sabores, texturas y el valor nutricional de cada ingrediente.

Esta pasión me ha impulsado a ir más allá de lo mundano, explorando recetas vibrantes, integrando ingredientes frescos y conectando profundamente con cada comida que consumo.

La devoción en este contexto significa un firme compromiso con elecciones dietéticas conscientes.

Es acerca de armarme de conocimientos sobre nutrición, entender el papel fundamental de varios grupos de alimentos y alinear mis elecciones con mis aspiraciones de bienestar.

Esta dedicación es la piedra angular de mi viaje hacia un bienestar sostenido.

Mi mantra ha sido centrarme en la calidad de los alimentos que consumo más que en la cantidad. Optar por alimentos enteros y mínimamente procesados ha abierto un mundo de ricos nutrientes básicos, reduciendo los aditivos innecesarios y las calorías vacías.

Este cambio ha mejorado el disfrute de los sabores naturales y ha conducido a una experiencia alimenticia más gratificante y saludable.

La alimentación consciente ha revolucionado mi relación con la comida. Estar plenamente presente, saborear cada bocado y sintonizar con las señales de mi cuerpo ha fomentado un profundo aprecio por los alimentos que componen mis comidas. Esta práctica ha motivado la gratitud, frenado el abuso y enriquecido mi experiencia alimenticia.

Descubrir el placer de preparar comidas ha sido un aspecto fundamental de mi pasión y dedicación a la alimentación saludable. Cocinar se ha convertido en un viaje expresivo para canalizar amor y cuidado hacia mí mismo y hacia los que me rodean. Al preparar comidas saludables desde cero, subrayo mi compromiso con la salud, creando un ambiente propicio para fomentar hábitos alimenticios saludables.

Emprender este camino exige más que un mero interés pasajero; requiere una pasión profunda y una dedicación inquebrantable a la salud. Al abrazar el gozo de la comida, priorizar la calidad, practicar la atención plena en la mesa y disfrutar del acto de cocinar, he encontrado una ruta sostenible para nutrir tanto el cuerpo como el alma.

Alimentación Consciente:

Claves para Elecciones Dietéticas Informadas

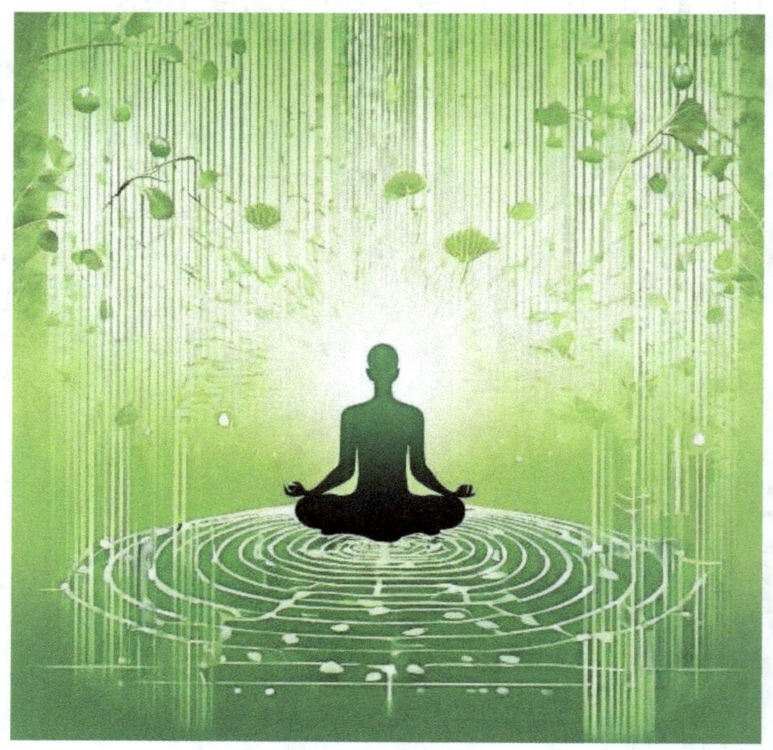

Navegando por el acelerado estilo de vida actual, la búsqueda de bienestar holístico en medio de un mar de dietas de moda y consejos nutricionales contradictorios es un desafío que muchos de nosotros enfrentamos.

Como individuo consciente de la salud, he descubierto la importancia de establecer estrategias no solo para ganancias temporales sino para una salud y felicidad duraderas.

Este viaje me ha llevado a compartir algunas estrategias que me han ayudado a tomar decisiones dietéticas informadas y adoptar un enfoque más consciente de la alimentación.

1. La era digital, con sus influencers y gurús del bienestar, a menudo nos lleva por un camino de desinformación. Me he encargado de aprender los fundamentos de la nutrición—entender los macronutrientes, micronutrientes y la verdad detrás de los carbohidratos, grasas y azúcares. Este conocimiento me ha empoderado para examinar mitos y hacer elecciones que realmente benefician mi salud.
2. Ser consciente ha sido un punto de inflexión para mí. Se trata de estar completamente presente en cada comida, apreciando los sabores y escuchando las señales de mi cuerpo. Este enfoque me ha ayudado a controlar el tamaño de las porciones, reducir el comer emocional y cultivar una relación positiva con la comida.
3. He encontrado que la planificación y preparación de comidas son invaluables. Al decidir mis comidas con anticipación, me aseguro de tener siempre opciones saludables y nutritivas disponibles, evitando así las elecciones de última hora y menos ideales.

4. Dirigir mi dieta hacia alimentos enteros y no procesados ha sido transformador. Frutas, verduras, proteínas magras y cereales integrales ahora son pilares de mi dieta, proporcionándome la energía y los nutrientes que necesito para prosperar.
5. Caminar hacia una mejor salud es más gratificante y sostenible con un sistema de apoyo. Ya sea comunidades en línea, clases de fitness o un grupo de amigos, compartir objetivos y experiencias con personas afines me mantiene motivado y responsable.

Al adoptar estas estrategias, he sido capaz de navegar a través del ruido de la Matrix Alimentaria, tomando decisiones informadas que se alinean con mi búsqueda de un bienestar holístico y una longevidad consciente. Es un recordatorio de que alcanzar la salud no se trata de dietas restrictivas sino de fomentar un estilo de vida equilibrado y consciente.

Cuando Camines, Camina.
Cuando Comas, Come.

- Un Proverbio Zen.

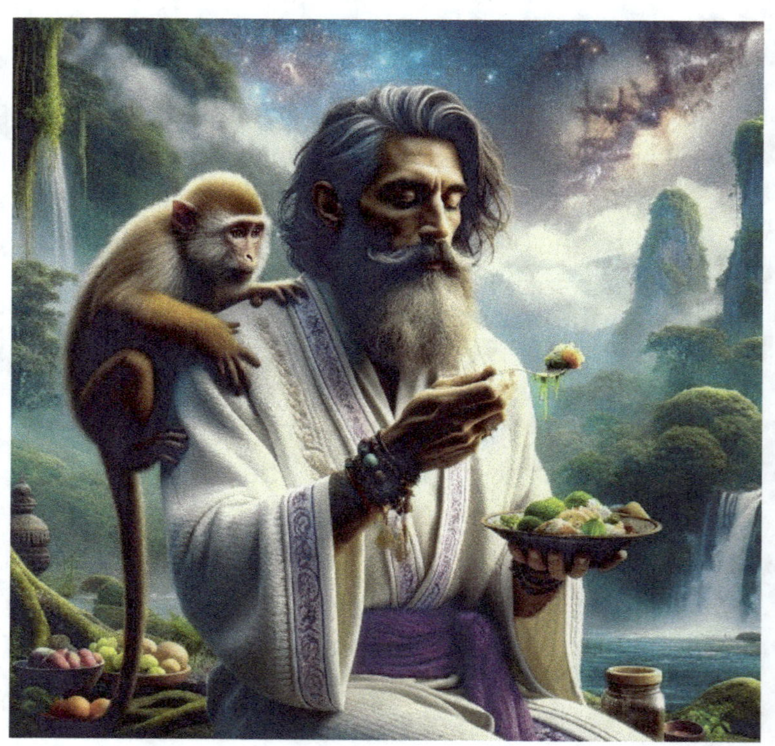

Esta sabiduría ha iluminado mi camino, enseñándome el arte de la consciencia, especialmente en nutrición y movimiento. Como alguien profundamente inmerso en la búsqueda de la salud y vitalidad, he realizado la transformadora fuerza de estar completamente presente en cada momento.

En el complejo y a veces desconcertante mundo de la nutrición, la consciencia no solo emerge como un hábito, sino como una luz brillante de claridad. El hábito de hacer malabarismos con las tareas, incluso durante las comidas o mientras nos desplazamos de un lugar a otro, nos desconecta del acto de nutrir realmente nuestros cuerpos.

Es fácil ignorar las señales que nuestros cuerpos nos envían, como el gentil empujón cuando estamos llenos o las señales sutiles de lo que nuestros cuerpos realmente necesitan.

Abrazando la esencia del proverbio zen, he aprendido a prestar toda mi atención a la experiencia de comer. La alimentación consciente me ha enseñado a apreciar los sabores, texturas y aromas de mi comida.

Se trata de saborear cada bocado, masticar pensativamente y honrar las señales de mi cuerpo. Este enfoque ha enriquecido mis experiencias culinarias y me ha guiado hacia la toma de decisiones más conscientes y saludables.

De manera similar, aplicar la atención plena al caminar ha abierto un mundo de introspección y conexión.

En lugar de perderme en mis pensamientos o distraerme con mi teléfono, he encontrado alegría simplemente al caminar, sentir la tierra bajo mis pies y respirar en sincronía con mis pasos.

Esta práctica me ha cimentado y enriquecido mi bienestar físico, ofreciendo alivio del estrés y un profundo sentido de paz.

Integrando la sabiduría del proverbio zen en mi vida, he transformado mi enfoque hacia la alimentación y el movimiento.

No se trata solo de qué comemos o cuánto nos movemos, sino de la calidad de atención que prestamos a estos aspectos fundamentales de la vida.

Comer y caminar conscientemente se han convertido en pilares de mi camino hacia el bienestar, guiándome hacia una vida más intencional y saludable.

Reconociendo y Superando la Alimentación Emocional

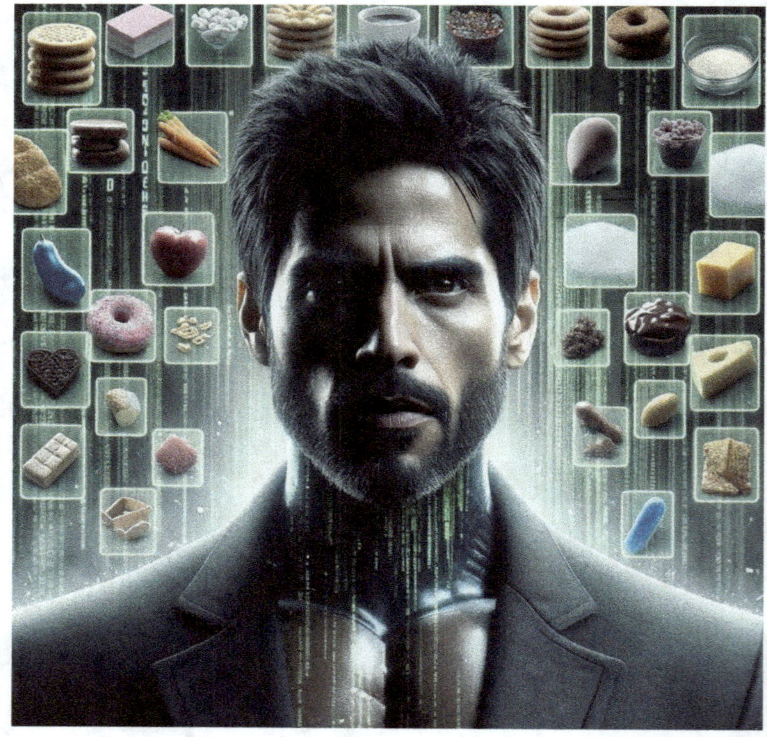

Comer emocionalmente o buscar consuelo a través de nuestras comidas ha sido un desafío personal y una lucha común entre aquellos de nosotros comprometidos con el bienestar.

Este capítulo de mi viaje profundiza en comprender la alimentación emocional, enfrentar sus consecuencias y encontrar estrategias para alejarnos de ella.

Identificar la alimentación emocional: Mi primera revelación fue reconocer cuándo comía por razones distintas al hambre. ¿Era el estrés, la tristeza o el aburrimiento lo que me llevaba a la cocina? Reconocer el patrón de buscar snacks dulces o salados como alivio emocional fue un punto de inflexión.

Entender estos desencadenantes fue crucial para comenzar a liberarme del sostén de la alimentación emocional.

Enfrentar las consecuencias: Las ramificaciones de la alimentación emocional se extendían más allá de la culpa inmediata.

Con el tiempo, **no poner atención a mi alimentación** contribuyó a un aumento de peso no deseado e intensificó el riesgo de problemas de salud crónicos, afectando mi bienestar mental.

Esta comprensión de que comer emocionalmente tenía consecuencias temporales pero duraderas me motivó a buscar mecanismos de afrontamiento más saludables.

Construir nuevos mecanismos de afrontamiento: Encontrar la alegría y el alivio fuera de la despensa se convirtió en mi misión.

Ya sea un paseo por la naturaleza, practicar la atención plena o sumergirse en un proyecto creativo, estas actividades ofrecían consuelo genuino sin los efectos secundarios de la alimentación emocional.

Cultivar una red de apoyo, donde se puedan mantener conversaciones abiertas sobre luchas y victorias, también ha sido invaluable.

Cultivar una relación consciente con la comida: Abrazar la alimentación consciente marcó un cambio significativo en mi relación con la comida.

Aprender a escuchar la verdadera hambre de mi cuerpo y las señales de saciedad me ayudó a diferenciar la necesidad física del antojo emocional.

Ver la comida como nutrición más que como un consuelo emocional me permitió tomar decisiones alineadas con mis objetivos de bienestar.

Construyendo una Imagen Corporal Positiva

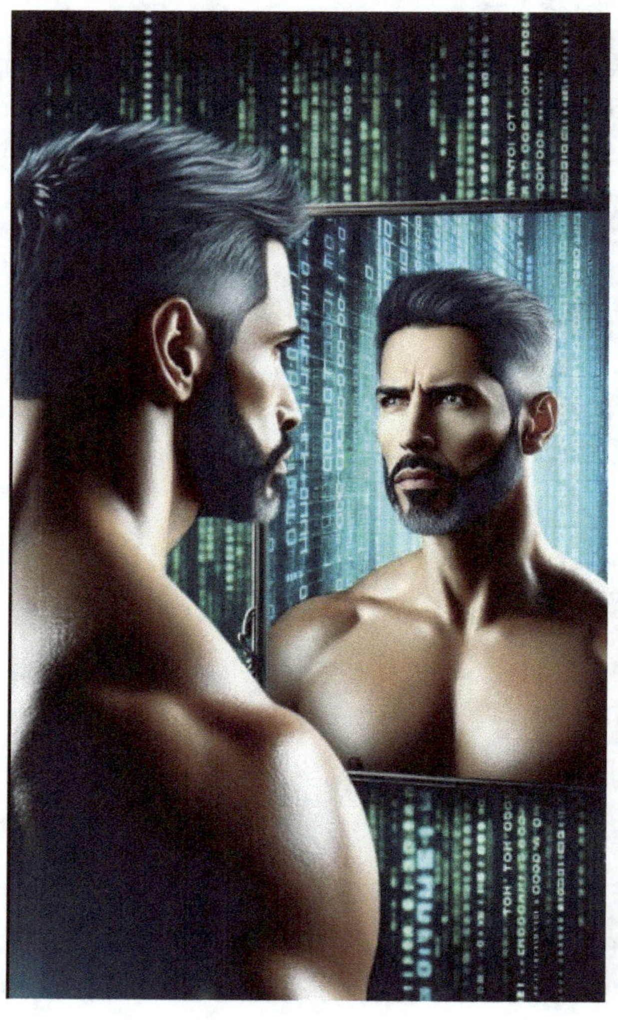

En mi viaje hacia el bienestar integral, me he encontrado con el desafío de navegar a través de las estrechas definiciones de belleza y salud de la sociedad.

Es un camino que me ha llevado a entender la profunda importancia de fomentar una imagen corporal positiva.

Este capítulo de mi vida es un testimonio de la creencia de que el bienestar trasciende las escalas y medidas: se trata de aceptar nuestros cuerpos únicos y apreciarlos por su fortaleza y vitalidad.

Abrazar nuestra unicidad: He aprendido a celebrar la individualidad de mi cuerpo, reconociendo que la verdadera belleza reside en la diversidad.

Esta revelación surgió al comprender que las imágenes con las que a menudo nos comparamos no solo son poco realistas, sino que tampoco logran captar la esencia de la verdadera belleza.

Mi cuerpo es un recipiente único que me lleva por la vida, y merece amor y respeto.

Nutrición sobre restricción: Cambiar mi enfoque de comer de manera restrictiva a nutrir mi cuerpo fue un momento esencial.

Descubrí que una relación sana con la comida no se trata de limitarme, sino de proporcionar a mi cuerpo los nutrientes que necesita para prosperar. Es un cambio de mentalidad de hacer dieta a nutrir, lo que me ha permitido conectar con mi cuerpo en un nivel más profundo.

Cultivar un ambiente de apoyo: Tomé medidas para sanar mi entorno, especialmente mis redes sociales, para que reflejen positividad y diversidad corporal.

Esto significó dejar de seguir cuentas que fomentaban la auto comparación negativa y buscar comunidades que promuevan y apoyen la positividad corporal.

Rodearme de mensajes de amor propio y aceptación ha sido crucial para nutrir una imagen corporal positiva.

Celebrando el movimiento: También he redefinido mi relación con el ejercicio. En lugar de verlo como una tarea o un castigo, ahora veo la actividad física como una celebración de lo que mi cuerpo puede hacer.

Encontrar alegría en el movimiento, ya sea haciendo yoga, calistenia, bailando o montando en bicicleta, ha mejorado mi salud física y mental.

Este viaje para construir una imagen corporal positiva está profundamente entrelazado con mi búsqueda de bienestar integral. Se trata de mirar más allá de las presiones sociales y abrazar nuestros cuerpos por el increíble trabajo que hacen cada día.

El Poder de la Alimentación Consciente

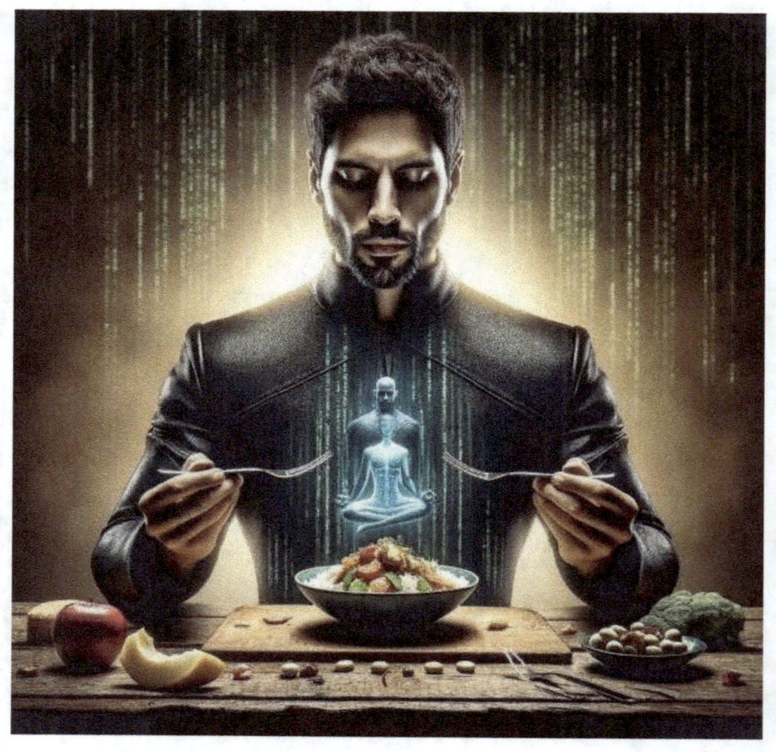

Rodeado por el atractivo de las soluciones rápidas y la gratificación instantánea, he aprendido que un enfoque más intencional hacia la alimentación podría cambiar fundamentalmente mi relación con los alimentos y fomentar mejoras profundas en mi salud.

Para mí, comer conscientemente es un arte: el arte de estar completamente presente en cada bocado, saboreando los sabores y escuchando atentamente las señales de mi cuerpo.

Esta práctica trasciende el mero acto de comer; es sobre cultivar un momento de conexión conmigo mismo y con los alimentos que elijo.

Esta práctica me ha abierto los ojos a la verdadera experiencia de comer, permitiéndome apreciar el recorrido de cada comida desde el plato hasta mi paladar y, finalmente, a mi alma.

Este enfoque ha sido una piedra angular para controlar mi peso de manera más consciente. Desacelerar y realmente involucrarme con mis comidas me ha enseñado a reconocer cuándo estoy genuinamente satisfecho, reduciendo el impulso de comer en exceso.

Más que eso, me ha ayudado a identificar los desencadenantes emocionales—estrés, aburrimiento, tristeza—que a menudo me llevaban a buscar consuelo en la comida, permitiéndome abordar estos sentimientos de manera más saludable.

Más allá del peso, comer conscientemente ha mejorado mi digestión. Tomarse el tiempo para masticar bien y disfrutar de la comida ha hecho que las comidas sean más placenteras y ha optimizado la capacidad de mi cuerpo para digerir y absorber nutrientes eficazmente.

Esta atención durante las comidas también ha minimizado las molestias digestivas, transformando la hora de comer en una oportunidad para nutrirme y sanar.

Pero el impacto más profundo de la alimentación consciente ha estado en mi bienestar mental y emocional. Esta práctica ha cambiado mi perspectiva de la comida de una visión de culpa y restricción a una de gratitud y revelación.

Ha permitido liberarme del ciclo de alimentación emocional, reemplazándolo por un ritual nutritivo que apoya mi felicidad general y alivio del estrés.

La esencia de la alimentación consciente no está solo en elegir qué comer, sino en cambiar cómo comemos.

Para mí y para otros buscadores de bienestar, es un camino hacia una comprensión más profunda de nuestros cuerpos y necesidades, guiándonos hacia una existencia equilibrada y saludable. Es un suave recordatorio de que, en el acto de comer, como en la vida, estar completamente presente puede desbloquear un mundo de alegría y descubrimiento.

Capítulo 4:Diseñando Tu Propia Dieta de la Píldora Roja

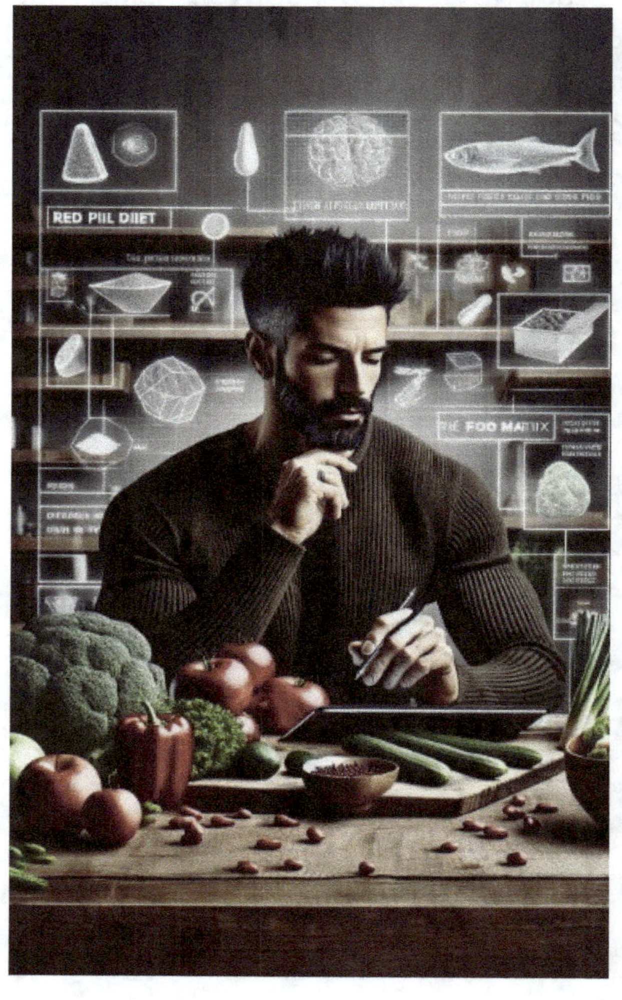

Crear un plan de dieta personalizado que se adapte a nuestro estilo de vida único y objetivos de salud es fundamental. Como entusiasta de la salud que ha navegado por el laberinto de dietas de moda y desinformación nutricional, he encontrado consuelo en estrategias que fomentan la salud física y el bienestar integral.

Aquí está mi guía paso a paso para desarrollar una dieta que sea tan única como tú:

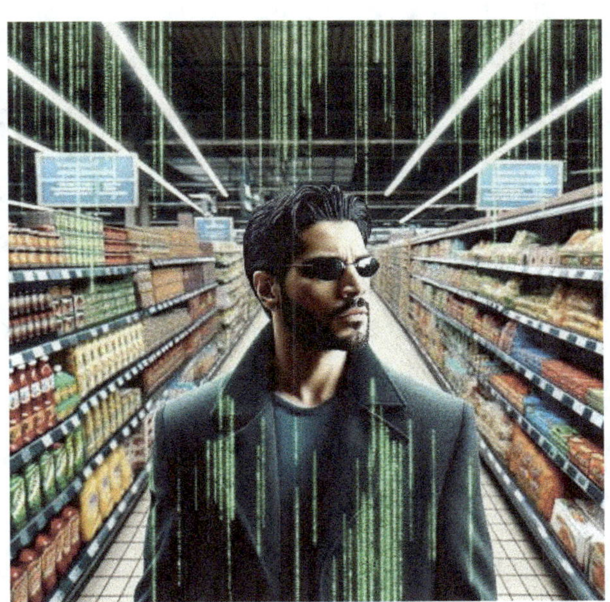

1. **Definir Objetivos de Salud Claros:** Antes de empezar, es crucial identificar qué esperas lograr con tu dieta. ¿Quieres perder peso, ganar músculo, mejorar tu salud cardiovascular, o simplemente mantener un estilo de vida más saludable? Establece metas específicas y medibles.

2. **Evaluar Necesidades Nutricionales:** Cada persona es diferente, y tus necesidades nutricionales pueden variar según tu edad, sexo, nivel de actividad física, y condiciones de salud existentes. Considera consultar a un nutricionista que pueda ofrecerte una visión clara de tus necesidades.

3. **Identificar Preferencias y Restricciones Alimenticias:** Toma nota de los alimentos que prefieres y aquellos que necesitas evitar debido a alergias, intolerancias o restricciones personales (como vegetarianismo o veganismo).

4. **Planificación de Comidas:** Comienza a planificar tus comidas alrededor de tus alimentos preferidos y necesarios. Asegúrate de incluir una variedad de alimentos para obtener un espectro completo de nutrientes. Por ejemplo, incluye siempre proteínas magras, carbohidratos complejos, grasas saludables, y una amplia variedad de frutas y verduras.

5. **Programar las Comidas:** Decide cuántas veces al día quieres comer basándote en tu rutina diaria y tus necesidades calóricas. Algunas personas prefieren tres comidas principales y dos snacks, mientras que otras pueden optar por cinco comidas pequeñas distribuidas a lo largo del día.

6. **Mantener un Diario Alimenticio:** Al principio, es útil llevar un registro de lo que comes y bebes para monitorear tu progreso y hacer ajustes necesarios. Esto también te ayudará a mantenerte consciente de tus hábitos alimenticios y a realizar cambios positivos.

7. **Reevaluar y Ajustar Regularmente:** Tu cuerpo cambiará, al igual que tu estilo de vida y necesidades nutricionales. Revisa tu plan de dieta cada 2-3 meses y haz ajustes según sea necesario, basándote en tu progreso hacia tus metas de salud.

8. **Incorporar Flexibilidad:** Permitirte cierta flexibilidad en tu dieta puede ayudar a mantenerla a largo plazo. Esto incluye tener días de comida libre o comidas trampa ocasionalmente, lo cual puede ayudarte a mantenerte motivado y disfrutar de la vida social sin culpas.

Al seguir estos pasos, puedes crear un plan de dieta que no solo se ajuste a tu estilo de vida, sino que también promueva un bienestar duradero y efectivo.

Este enfoque personalizado es la clave para mantener una vida saludable y equilibrada.

En el torbellino del estilo de vida actual, encontrar un camino hacia el bienestar holístico en medio de un aluvión de anuncios de comida rápida y las últimas modas dietéticas parece una batalla cuesta arriba.

Como persona preocupada por su salud y en este viaje, he llegado a darme cuenta del poder de crear mi propio plan personalizado para nutrir mi cuerpo y mente. Aquí está una guía que he elaborado, combinando estrategias e ideas personales para ayudar a otros compañeros enfocados en el bienestar a forjar su propio camino.

1. **Planificación consciente de comidas:**
Asume el desafío de planificar tus comidas cuidadosamente. Esto implica investigar recetas nutritivas, crear una lista de compras con ingredientes saludables y preparar tus comidas con anticipación. Al elegir tus comidas conscientemente, serás más consciente del valor nutricional y de los tamaños de las porciones, lo que te ayudará a hacer elecciones más saludables y evitar comer impulsivamente.

2. **Mantener un diario de alimentación consciente:** Documenta tus pensamientos y sentimientos antes, durante y después de cada comida. Reflexiona sobre cómo la comida te hace sentir física y emocionalmente. Esta práctica te ayudará a identificar patrones o desencadenantes que promueven hábitos alimentarios poco saludables, permitiéndote tomar decisiones más informadas en el futuro.

3. **Desconéctate del teléfono durante las comidas:** Este hábito te anima a concentrarte en el momento presente y saborear plenamente tu comida, en lugar de desplazarte sin pensar por redes sociales o ver videos. Al eliminar distracciones, podrás sintonizar mejor con las señales de hambre y saciedad de tu cuerpo, lo que conduce a un mejor control de porciones y una experiencia alimentaria más satisfactoria.

4. **Participa en clases de cocina o talleres que enfocan en la cocina consciente:** Aprende técnicas para preparar comidas nutritivas mientras mantienes la atención plena durante todo el proceso. Esta actividad no solo mejora tus habilidades culinarias sino que también profundiza tu comprensión de los ingredientes, sus beneficios nutricionales y la importancia de la preparación consciente de alimentos.

5. **Forma un grupo de apoyo con compañeros que buscan bienestar:** Organiza desafíos de alimentación consciente semanales o mensuales juntos, como probar nuevas recetas saludables, explorar diferentes cocinas o experimentar con estrategias conscientes para comer refrigerios. Este enfoque colaborativo fomenta la responsabilidad, la motivación y un sentido de comunidad, haciendo el viaje hacia la pérdida de peso más agradable y sostenible.

Abrazar el viaje hacia el bienestar holístico trasciende los límites personales cuando comienzas a compartir tus descubrimientos y avances.

Mi propio camino, enriquecido con lo que cariñosamente he denominado "Dieta Mexicana", refleja esta creencia.

Esta dieta es una adaptación personal de la "Dieta de la Píldora Roja", combinando la vitalidad de la alimentación mexicana saludable con los principios de OMAD (Una Comida Al Día) y prácticas de longevidad.

A lo largo de siete años, mi compromiso ha evolucionado a través de cuatro iteraciones principales, cada una meticulosamente documentada y compartida como atractivas infografías.

Pero lo que comparto no se limita a la simple documentación. Capturando la esencia de mi viaje a través de fotos y vídeos, he transformado mi búsqueda personal en una narrativa que resuena con familiares, amigos y una comunidad en línea más amplia.

Este blog digital narra mi evolución y me posiciona como un defensor dedicado de un estilo de vida que promueve la nutrición consciente y la alegría del intercambio.

El acto de compartir va más allá de la simple comunicación; es una invitación a inspirar y ser inspirado, creando un efecto dominó de defensa del bienestar.

Mientras continúo refinando y viviendo los principios de mi "Dieta Mexicana", la alegría de compartir estas recomendaciones y presenciar su impacto en otros reafirma mi rol como entusiasta y guía experto en alimentación consciente y vida saludable.

A través de estas estrategias, he integrado la atención plena en mi alimentación diaria, alejándome del ruido y adentrándome en un espacio donde puedo nutrir mi cuerpo y alma con intención.

Es un testimonio de que el bienestar holístico no es un destino sino un viaje, uno que se enriquece con cada bocado consciente.

Más Allá del Agujero del Conejo:

Revelando la Dieta de la Píldora Roja dentro del Matrix de la Alimentación.

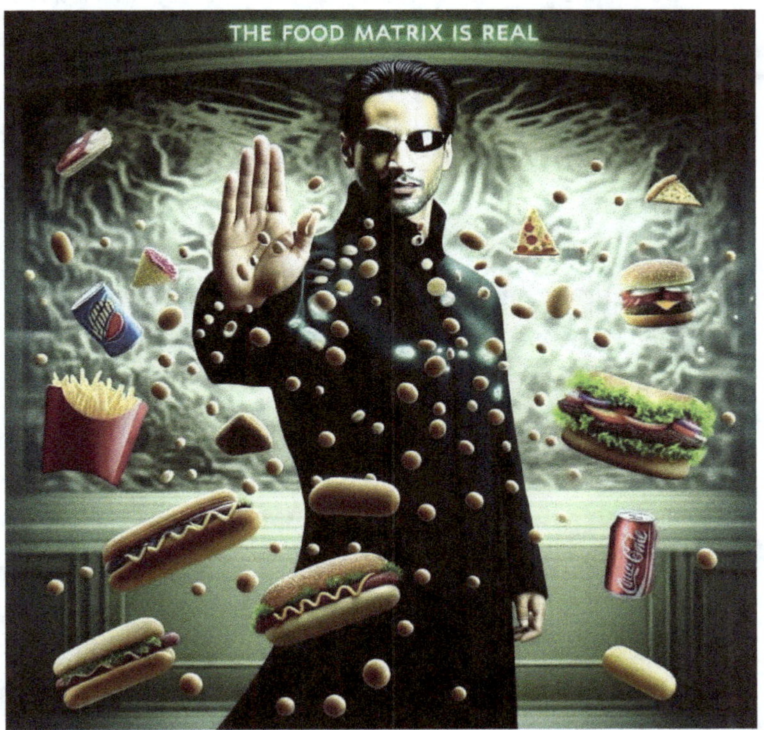

Opciones Empoderadoras: El Poder de la Conciencia y la Toma de Decisiones

En el camino hacia el bienestar holístico, navegar por el mar interminable de consejos dietéticos y tendencias de bienestar puede parecer insuperable. He recorrido este camino, luchando con el bombardeo de información sobre qué comer, cómo ejercitarse y el ciclo interminable de tendencias dietéticas que prometen resultados rápidos pero rara vez los cumplen.

Esta abrumadora inundación de consejos a menudo lleva a la confusión, fomentando hábitos poco saludables y esfuerzos en bienestar que no duran.

Reconocer nuestras decisiones y sus efectos en nuestra salud es el primer paso hacia un bienestar perdurable.

En mi experiencia, comer conscientemente ha iluminado este camino.

Se trata de sintonizar con las señales que mi cuerpo envía sobre el hambre y la saciedad, de experimentar verdaderamente los sabores y texturas de mi comida, y de encontrar alegría en cada comida.

Este enfoque ha profundizado mi conexión con mi cuerpo, permitiéndome escuchar lo que realmente necesita y fomentando una relación más saludable con la comida.

El papel crítico de tomar decisiones informadas en este proceso no puede subestimarse. En medio del ruido, encontrar información confiable y basada en evidencia es clave.

He aprendido la importancia de comprender la nutrición a un nivel más profundo: familiarizarme con los macronutrientes y micronutrientes y adquirir competencia en la interpretación de las etiquetas de los alimentos.

Este conocimiento me ha empoderado para tomar decisiones que se alinean con mis objetivos y valores, alejándome de las tendencias efímeras y enfocándome en lo que realmente beneficia mi salud.

Del mismo modo, entender la influencia de la industria alimentaria y las estrategias de marketing ha sido esclarecedor.

Reconocer el procesamiento detrás de los alimentos, los ingredientes utilizados y sus impactos a largo plazo en la salud me permite elegir alternativas que no solo sirven mejor a mi cuerpo, sino que también promueven prácticas sostenibles.

Sin embargo, esta conciencia y toma de decisiones van más allá de la salud personal. Se trata de contribuir a un ecosistema más amplio, que sustenta alimentos no procesados, agricultores locales y agricultura sostenible, nutriendo así un planeta más saludable.

Embarcarme en este camino de atención plena, educación y elección consciente me ha llevado a abrazar un estilo de vida que apoya no solo mi salud física sino también mi bienestar general.

Es un testimonio del poder de tomar control de nuestras elecciones dietéticas, armados con conocimiento y un compromiso con la sostenibilidad.

La dieta de una Píldora Roja al día:

Mantén Prácticas de Alimentación Consciente

para una Salud y Felicidad Duraderas

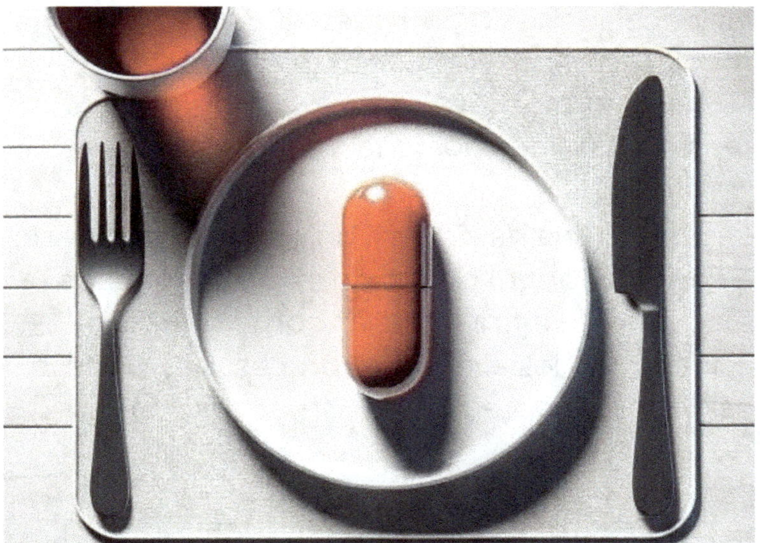

Comer conscientemente no es simplemente una dieta; es una forma de vida. Se trata de comprometerse plenamente con la comida, transformando cada comida en un momento de claridad y aprecio.

En estos momentos, he aprendido a pausar, saborear cada sabor y escuchar genuinamente las necesidades de mi cuerpo. Esta práctica ha revelado un camino hacia un bienestar sostenible, un método para contrarrestar el rápido ritmo de caos que nos rodea.

La conciencia ha sido mi brújula. Me ha llevado a comprender el profundo impacto de cada elección alimenticia, alejándome del vacío encanto de los alimentos procesados hacia la saludable aceptación de alimentos ricos en nutrientes.

Este viaje de conciencia implica reconocer el valor de lo que alimentamos a nuestros cuerpos y cómo tomar decisiones que nos elevan y sostienen, no solo momentáneamente sino a largo plazo.

La autocompasión ha sido mi refugio. En momentos de tentación o desviación de mi camino de bienestar, he aprendido el poder de ser amable conmigo mismo.

En lugar de verlo como un fracaso, cada tropiezo se ha convertido en un paso hacia una mayor comprensión y resiliencia. Este enfoque amable y comprensivo me ha empoderado para mantener mi rumbo hacia el bienestar, incluso ante obstáculos.

La coherencia, entonces, es el puente hacia la transformación.

No se trata de compromisos efímeros o cambios temporales, sino de integrar la alimentación consciente en la misma trama de la vida cotidiana.

Esta firme dedicación a la atención plena y la autocompasión ha remodelado mis hábitos alimenticios y toda mi aproximación a la salud y la felicidad.

Establecer objetivos realistas

Comprender la importancia de establecer objetivos alcanzables, he aprendido a adaptar mis aspiraciones de salud a mi contexto de vida único.

Este capítulo de mi viaje es sobre guiarte a establecer objetivos prácticos y personalizados en nutrición y bienestar, alejándonos de la confusión que a menudo oscurece nuestro camino hacia un ser más saludable.

Discernir lo valioso de lo vacuo es clave en medio de la avalancha de consejos nutricionales. Mi objetivo ha sido reducir el ruido, centrando la atención en conocimientos basados en evidencia que se alinean con mis metas personales de salud. Establecer objetivos claros y alcanzables simplifica el camino hacia el bienestar, haciéndolo menos desalentador y más estructurado.

El primer paso fue observar honestamente mis hábitos dietéticos y mi salud en general. Esta introspección me ayudó a identificar dónde estaba y hacia dónde quería ir, sirviendo de brújula para mi viaje alimenticio. Conocer tu punto de partida es crucial para rastrear tu progreso y celebrar tus avances.

He optado por objetivos específicos y medibles en lugar de ambiciones vagas como "comer más saludable". Metas pequeñas e incrementales, como incorporar más verduras en cada comida o reducir el consumo de azúcar procesada, han hecho el viaje más manejable y gratificante.

Reconocer mis rutinas, responsabilidades y preferencias significaba establecer metas que realísticamente encajen en mi vida.

Este enfoque previene la desilusión que a menudo acompaña a grandes ambiciones poco prácticas, haciendo mi camino hacia el bienestar sostenible y placentero.

A medida que mi viaje evolucionaba, también lo hacía mi comprensión de lo que significa el bienestar. Reevaluar y afinar mis metas aseguraba que permanecieran alineadas con mis necesidades y perspectivas cambiantes, manteniéndome comprometido y motivado.

Esta búsqueda de bienestar holístico, basada en objetivos realistas y personalizados, ha resaltado la importancia de un enfoque consciente e informado hacia la nutrición.

Al priorizar lo que realmente nos nutre, allanamos el camino hacia una salud duradera y felicidad. Embarquémonos juntos en este camino, aceptando los desafíos y triunfos por delante, siempre conscientes de no caer en el atractivo de las soluciones rápidas, sino de cultivar una relación profunda y enriquecedora con la comida que nos sustenta.

Creando un Entorno Propicio

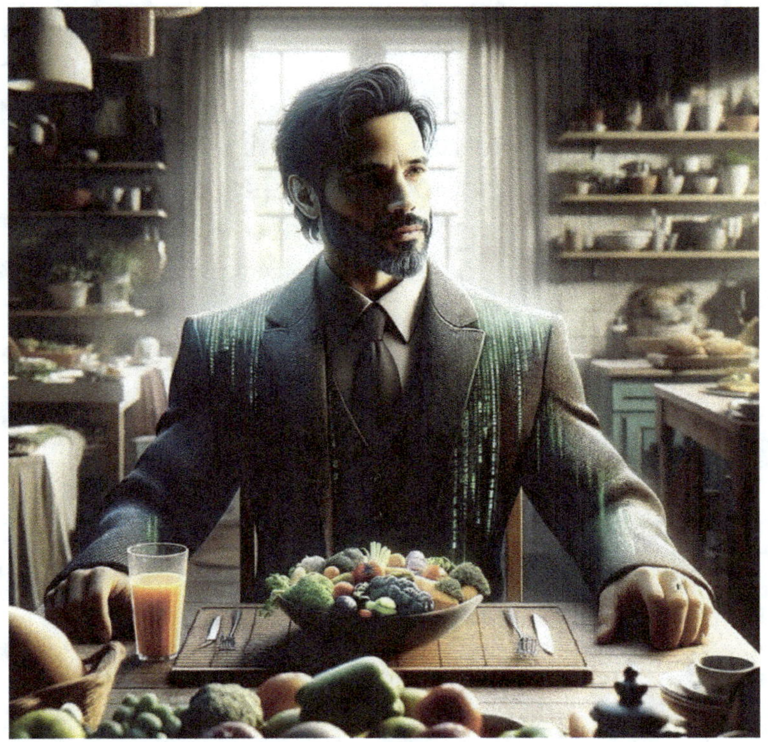

Me he dado cuenta del profundo impacto que mi entorno tiene en mis opciones dietéticas. Este viaje personal me ha enseñado que cultivar un ambiente de apoyo es beneficioso y fundamental para nutrir hábitos alimenticios saludables.

Aquí comparto ideas y estrategias que me han guiado en la formación de un espacio que fomenta la alimentación nutritiva y refuerza mi compromiso con un estilo de vida más saludable.

Mi primer paso fue transformar mi despensa. La convertí en un paraíso para los alimentos ricos en nutrientes, abasteciéndome de frutas y verduras frescas, cereales integrales, proteínas magras y grasas saludables.

Este simple acto de elegir lo que llena mis estantes ha sido esencial. Significa que la conveniencia de alcanzar algo saludable siempre está a mano, alejándome del señuelo de los snacks procesados y los dulces azucarados.

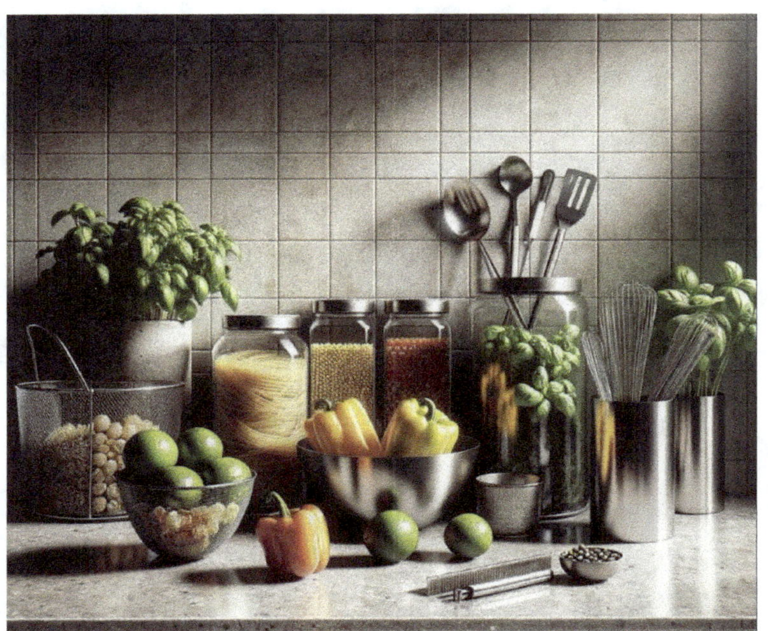

Reorganizar mi cocina para destacar opciones saludables cambió las reglas del juego. Naturalmente gravité hacia mejores opciones colocando snacks nutritivos a la altura de los ojos y guardando los artículos menos saludables en lugares menos accesibles.

Abrazar herramientas como contenedores de almacenamiento de alimentos y ayudas para controlar las porciones reforzó aún más este ecosistema de apoyo, haciendo que la alimentación consciente sea una parte fácil de mi rutina.

Emprender este viaje con otros apasionados por vivir de manera saludable ha amplificado mi resolución.

Ya sea a través de grupos de nutrición locales o comunidades en línea vibrantes, conectar con individuos en caminos similares ha enriquecido mi experiencia compartiendo sabiduría, motivación y un sentido de responsabilidad.

He aprendido que el ambiente en el que comemos afecta profundamente nuestras elecciones de comidas y nuestro disfrute de ellas.

Comer en un entorno sereno, sin distracciones, me permite involucrarme plenamente en el acto de comer, mejorando mi apreciación por los sabores y promoviendo una relación más consciente con la comida.

Introducir elementos de la naturaleza y asegurar suficiente luz natural en mi comedor ha hecho que las comidas sean más tranquilas y satisfactorias.

Manteniendo Hábitos Saludables para Toda la Vida

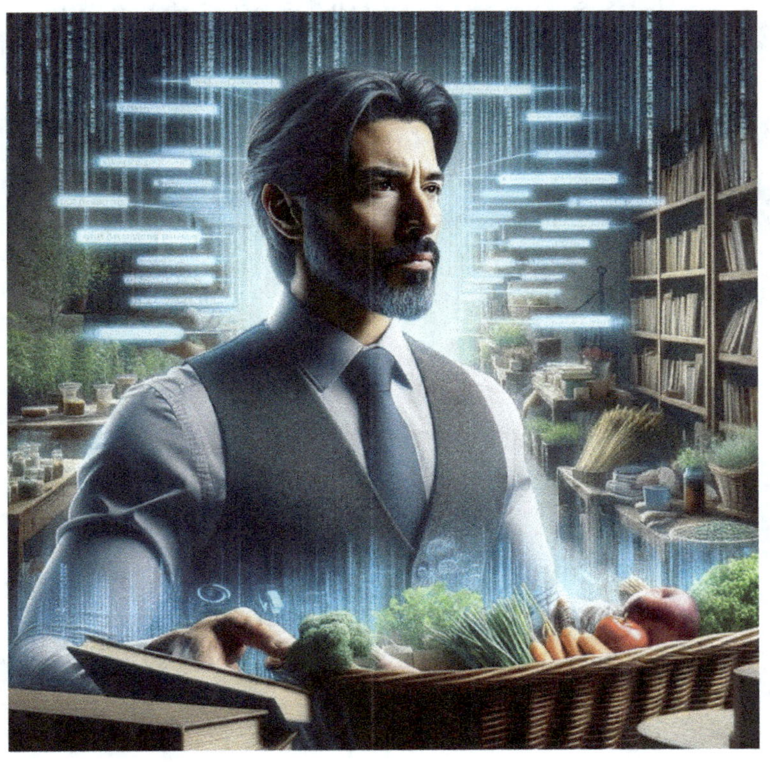

En la búsqueda de bienestar holístico, abrazar el viaje lleno de matices de la nutrición se ha convertido en un tema central de mi vida.

Aquí comparto un camino tallado a través de la experiencia personal y el aprendizaje, con el objetivo de inspirar a otros buscadores de bienestar a cultivar hábitos saludables para toda la vida.

Esta guía refleja una mezcla de dedicación, curiosidad y resiliencia al navegar el complejo mundo de la nutrición.

Adopta la Sabiduría Nutricional: Mi aventura comenzó con una inmersión profunda en el mundo de la nutrición.

Intenté desentrañar los misterios de los macronutrientes y micronutrientes, comprendiendo sus roles esenciales en nuestra salud.

Este viaje de conocimiento no se trataba solo de acumular hechos, sino de equiparme para tomar decisiones iluminadas para mi bienestar.

Aprendí desde el principio la importancia de cuestionar la miríada de consejos dietéticos que inundan nuestras vidas.

Distinguir entre conocimientos respaldados científicamente y los omnipresentes mitos se convirtió en mi mantra. Este discernimiento ha sido crucial para filtrar el ruido y enfocarme en lo que realmente beneficia mi salud.

Adopta Hábitos Alimenticios Saludables: Era más que una decisión; fue un compromiso conmigo mismo.

Desde planificar comidas conscientes que reflejan mi estilo de vida único hasta adoptar el control de las porciones sin comprometer la satisfacción, adapté mis prácticas nutricionales para que fueran alegres y sostenibles.

El viaje también me llevó a explorar los paisajes emocionales del comer. Comprender los desencadenantes emocionales de la alimentación y fomentar una relación positiva con la comida se convirtieron en pilares de mi enfoque.

Se trata de nutrir el cuerpo y la mente, reconociendo que nuestros pensamientos y emociones juegan un papel importante en nuestras elecciones dietéticas.

Encontrar Apoyo en una Comunidad: A través de foros, talleres y grupos de bienestar locales, el intercambio de historias y estrategias ha sido edificante y esclarecedor. Este sentido de pertenencia y ánimo mutuo ha sido una piedra angular de mi viaje.

Crear una Dieta que Refleje Mis Necesidades Únicas: Fue un viaje de exploración que requería una mente abierta, paciencia y una voluntad de experimentar.

A través de prueba y error, descubrí el equilibrio de alimentos que me hacían sentir mejor. Esta exploración me enseñó que el bienestar nutricional no se trata de seguir rígidamente un conjunto de reglas prescrito, sino de encontrar alegría y equilibrio en los alimentos que nutren mi cuerpo y espíritu.

¡Ese momento Eureka!: la comprensión de que mi camino hacia el bienestar es mío para definir, fue transformador. No es solo acerca de qué como, sino cómo me conecto con mi comida, comprendiendo su impacto en mi cuerpo y cómo se alinea con mis valores y estilo de vida.

Esta claridad personal ha sido la clave para desarrollar un enfoque sostenible para la alimentación que celebra mi individualidad y apoya mi viaje hacia una vida vibrante y nutrida.

Más Allá del Matrix de la Alimentación:

Una Nueva Visión para el Empoderamiento Nutricional

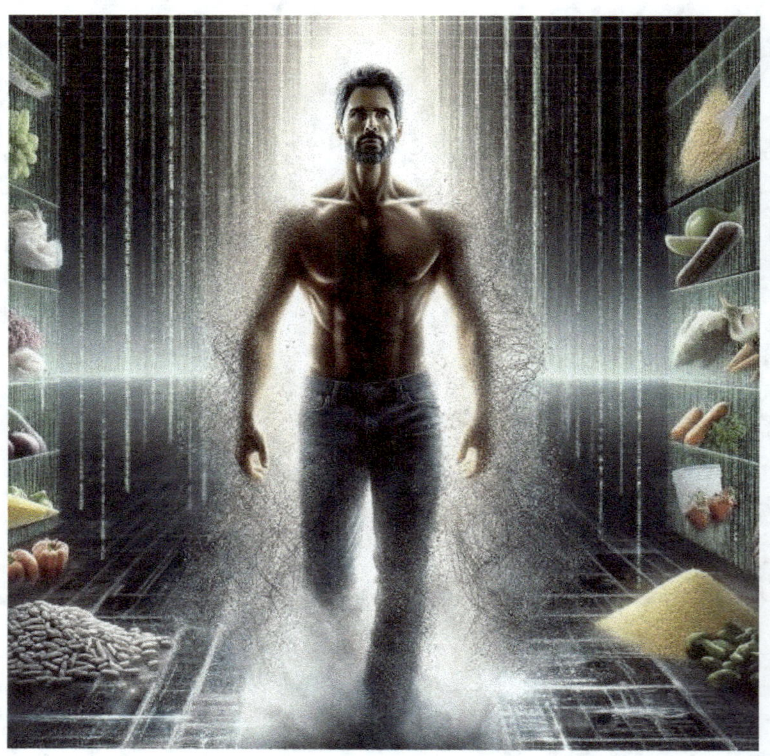

Al concluir nuestro revelador viaje a través de El Matrix de la Alimentación, demos la bienvenida al final de nuestro viaje con una perspectiva renovada.

Este capítulo final actúa como un espejo de nuestras experiencias y una luz que nos guía hacia adelante, encapsulando la esencia de nuestras epifanías colectivas y los profundos cambios en nuestra comprensión de nutrición y salud.

Empezamos conectados en El Matrix de la Alimentación, una compleja red tejida a partir de hilos de desinformación e intereses comerciales, que a menudo oscureció el camino hacia el verdadero bienestar nutricional.

A través de nuestra odisea compartida, hemos desentrañado estas complejidades, armados con el conocimiento y la visión para distinguir entre el atractivo fugaz de las comodidades procesadas y la duradera vitalidad que ofrecen los alimentos integrales y no adulterados.

Nuestro viaje iluminó la crítica importancia de cuestionar, aprender y adaptarse—un ciclo perpetuo de iluminación que desafía a reconsiderar nuestras opciones dietéticas en consonancia con la evolución de los conocimientos científicos y la sabiduría innata de nuestro cuerpo.

Esta narrativa te invita a continuar el viaje más allá de las páginas, fomentando un compromiso continuo con el descubrimiento nutricional y el auto empoderamiento.

A medida que avanzamos, llevamos la antorcha de la curiosidad, iluminando nuestro camino hacia una vida libre de El Matrix de la Alimentación.

Esto no es un final, sino un comienzo: un llamado a la acción para todos aquellos que buscan nutrir no solo el cuerpo sino también el alma en un mundo rebosante de desafíos y oportunidades para el crecimiento.

Acepta este viaje como propio, pues cada pequeño paso hacia la comprensión e implementación de los principios de verdadera nutrición es un salto hacia la libertad, la vitalidad y el bienestar.

Juntos, vamos hacia adelante, inspirados e inquebrantables, mientras continuamos descubriendo las verdades que nos empoderan para vivir nuestras vidas más saludables, desenmascarando El Matrix de la Alimentación.

Liberación Dietética:

Un Manifiesto para la Nutrición Personalizada

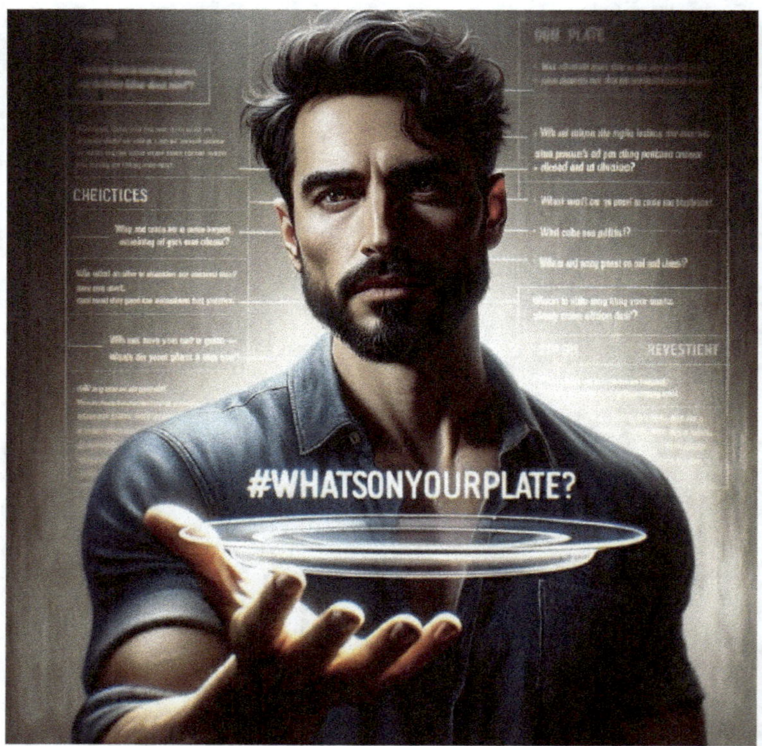

#quehayentuplato

#sigueelconejoblanco

Mi visión es clara y resuelta: crear una guía que permita a la humanidad romper con las narrativas limitantes de "El Matrix de la Alimentación", narrativas elaboradas y perpetuadas por las compañías de alimentos que han dictado nuestras opciones durante mucho tiempo.

Esta guía, "La Dieta de la Píldora Roja", no es solo una colección de recomendaciones dietéticas; es un manifiesto para liberarnos del dogma de que una dieta sirve para todos.

Miro hacia un futuro donde el léxico de "el Matrix de la Alimentacion", "la Dieta de la Píldora Azul" y "la Dieta de la Píldora Roja" se arraigue en nuestras conversaciones diarias.

Estos términos no serán solo palabras de moda, sino símbolos de un cambio cultural hacia la iluminación nutricional y la autonomía.

Representarán un despertar colectivo a la importancia de personalizar dietas que celebren nuestras necesidades únicas y preferencias.

En este futuro, el acto de compartir una "Dieta de la Píldora Roja" será una celebración de la individualidad, una discusión que va más allá de las meras preferencias alimenticias para encarnar una declaración de identidad propia y filosofía personal.

Será un mundo donde nuestras dietas sean tan distintivas como nuestras huellas dactilares, orgullosamente compartidas y respetadas como expresiones de nuestra singularidad.

Apéndice

Libro de Apoyo ChatGPT: AI Chatbook

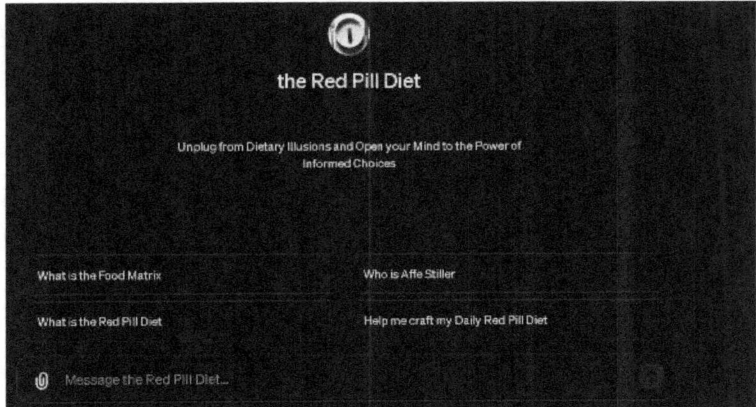

Les presento el "libro de apoyo ChatGPT" (Chatbook) que representa una innovación en el siempre cambiante mundo de la salud y longevidad.

Este compañero digital va más allá del uso tradicional de la IA para responder preguntas, ofreciendo una gran cantidad de aplicaciones originales diseñadas para mejorar su viaje hacia una vida más saludable y prolongada.

Aquí está una lista de 10 usos y aplicaciones originales que muestran su versatilidad:

1. Adapte su dieta a sus objetivos de salud específicos, estilo de vida y preferencias, con planes de comida personalizados y consejos nutricionales.
2. Adapte recetas sobre la marcha para ajustarlas a sus restricciones dietéticas, alergias, o simplemente para trabajar con los ingredientes que tiene en mano.
3. Reciba planes de ejercicio guiados y ajustes basados en su progreso, preferencias y comentarios de desempeño.
4. Estrategias de optimización del sueño: Obtenga recomendaciones personalizadas para mejorar la calidad y duración del sueño, cruciales para la salud general y la longevidad.
5. Aprenda y aplique ejercicios de atención plena, técnicas de respiración y otras estrategias para reducir el estrés y mejorar el bienestar.
6. Profundice en la ciencia de la longevidad, con explicaciones, resúmenes y discusiones sobre las últimas investigaciones y teorías.
7. Cree un registro de sus hábitos diarios, desde la dieta hasta el ejercicio y el sueño, y reciba análisis y recomendaciones para mejorar.

8. Conéctese con una comunidad de personas con ideas afines, comparta experiencias y encuentre motivación y apoyo.
9. Participe en desafíos virtuales diseñados para mejorar la salud y los hábitos, con seguimiento de progreso y recompensas por logros.
10. Acceda a sesiones de meditación guiadas y ejercicios de mindfulness adaptados a sus necesidades y preferencias, fortaleciendo la salud mental y emocional.

Este libro de apoyo ChatGPT (Chatbook) trae la conveniencia de la ubicuidad, permitiéndole llevar un entrenador personal en su bolsillo, accesible en cualquier momento y lugar.

Sus capacidades no se limitan solo a responder preguntas, sino que se extienden a crear una experiencia de aprendizaje y vida dinámica e interactiva.

Ya sea que esté buscando renovar su dieta, mejorar su condición física o profundizar su comprensión de las prácticas de longevidad, esta herramienta está diseñada para ayudarle en cada paso del camino.

Visite whatisthefoodmatrix.com o escanee el código QR abajo y pruébelo con estos iniciadores de conversación:

"¿Qué receta simple puedo comenzar para una dieta basada en plantas?"

"Muéstrame una rutina de ejercicio de 15 minutos que pueda hacer en casa."

"¿Cómo puedo mejorar mi calidad de sueño a partir de esta noche?"

"Enséñame un ejercicio de mindfulness de cinco minutos"

Desbloquee el potencial total del *Chatbook* de manera gratuita; solo *asegúrese de estar suscrito a ChatGPT Plus* para acceso ininterrumpido y prioritario."

SCAN 2 TALK

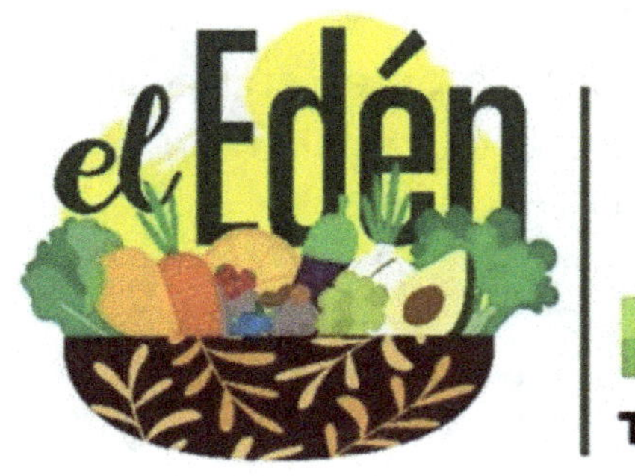 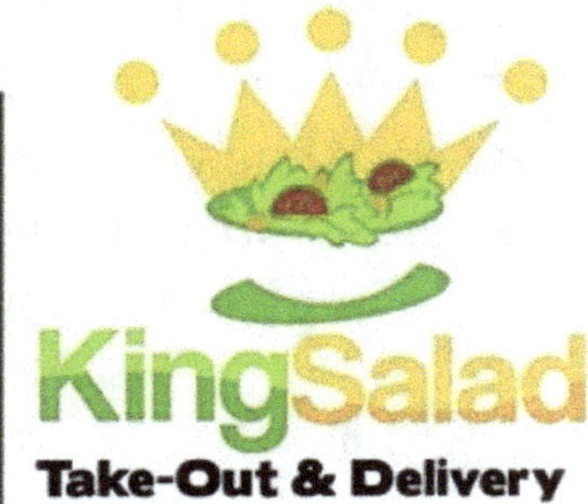

EIEdenLZC **KingSaladLZC**

Nacido en medio de la pausa global causada por la pandemia, se convirtió en un faro para la comunidad, ofreciendo consuelo a través de la nutrición en México. La cocina se transformó en un lienzo para su creatividad, fusionando los principios de una nutrición basada en plantas integrales con el arte culinario de Eurídice.

Juntos, reinventaron platos tradicionales mexicanos en obras maestras veganas, junto con las innovadoras creaciones de Eurídice, haciendo de "El Edén" un testimonio del poder de la alimentación basada en plantas.

Su experiencia ha sido profunda. Innumerables personas han informado cambios positivos inmediatos, con muchos retornando rápidamente a niveles biométricos normales.

Aquellos que adoptaron el régimen durante seis meses o más a menudo parecían de cinco a diez años más jóvenes, todo gracias a la fuerza transformadora de la Cocina Mexicana de origen vegetal y plantas.

Apéndice 2

La Dieta de la Píldora Roja de Affe Stiller

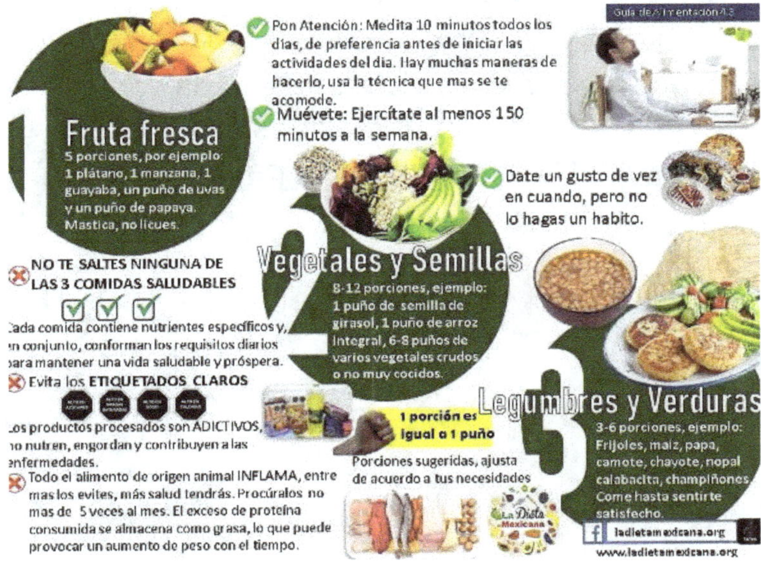

La Dieta Mexicana de la Longevidad

Affe Stiller, una luminaria en el camino hacia la iluminación nutricional, ofrece una visión que trasciende lo convencional.

Su enfoque hacia "**La Dieta Mexicana de Longevidad**" no es simplemente un régimen temporal, sino un compromiso de por vida con la salud sostenible.

Este espíritu abarca una dieta enriquecida diariamente con un vibrante mosaico de frutas, verduras, semillas, cereales, nueces, legumbres (incluidos frijoles, lentejas y garbanzos) y tubérculos (papa, camote, chayote), sazonados con hierbas y especias ajustadas a gustos personales.

Es un testimonio de vivir en armonía con la generosidad de la naturaleza, asegurando un camino sostenible y nutritivo para la vida.

Conversando con Affe Stiller:

Temas de discusión y colaboración

Affe Stiller está abierto a compartir su profundo pozo de conocimiento y experiencia personal a través de diversas plataformas y medios.

Ya sea en un podcast, una entrevista, un compromiso de firma o un evento de discurso, Affe trae ideas que invitan a la reflexión y sabiduría práctica a cada conversación.

Aquí tienes una lista seleccionada de temas sobre los cuales Affe es apasionado y está más que dispuesto a explorar:

- Cómo hacer elecciones conscientes de comida que se alinean con la nutrición del cuerpo y el alma.
- Estrategias para vivir una vida larga y vibrante a través de prácticas consistentes y conscientes.
- Integrar la sabiduría de los principios alimentarios tradicionales mexicanos para una salud óptima.
- Técnicas para permanecer presente y manejar el estrés diario.
- Comprender los beneficios y métodos de ayuno eficaz.
- Fomentar discusiones profundas sobre temas de crecimiento personal y profesional.
- Encontrar y perseguir objetivos y ambiciones personales.
- Ayudar a individuos a descubrir su propósito de vida.
- Prácticas para mejorar la flexibilidad y fortaleza mental.
- Simplificar la vida para enfocarse en lo que realmente importa.
- Aprovechar un viaje empresarial rico para crear y comercializar propuestas de valor únicas.

Affe Stiller está entusiasmado por conversar sobre estos temas, entre otros, trayendo perspectivas únicas y valor a su audiencia. Sus experiencias no son solo lecciones, sino herramientas transformadoras para aquellos listos para abrazar el cambio.

Para reservar a Affe Stiller para su próximo evento, visite www.theredpilldiet.ai o escanee el código QR abajo.

The Red Pill Diet Soundtrack

En el viaje de desenmarañar el Matrix de la Alimentación, la música juega un papel fundamental, ya que sirve como musa y medio para destilar sabiduría.

Affe Stiller, en su búsqueda por iluminar el camino hacia un estilo de vida dietético consciente, ha curado meticulosamente una selección de canciones que hacen eco de la esencia de sus perspectivas transformadoras.

Estas melodías están reunidas en las listas de reproducción de Spotify, azucarniuna y VeloxVeritasMatrix, y también se celebran bajo el hashtag #Matrixsongs en Facebook, capturando el ritmo del despertar y la armonía de la iluminación.

Cada canción sirve como un hilo entretejido en la estructura de La Dieta de la Píldora Roja, proporcionando a los oyentes un viaje auditivo a través de los temas intrincadamente entrelazados dentro de las páginas de este libro.

Escanea el código QR y sumérgete en los sonidos que inspiraron a Affe Stiller a desafiar las normas y abogar por una vida no condicionada por la Matrix Alimentaria.

Deja que este viaje musical complemente tu lectura, mientras saboreas otra capa de sabiduría destilada a través de la melodía.

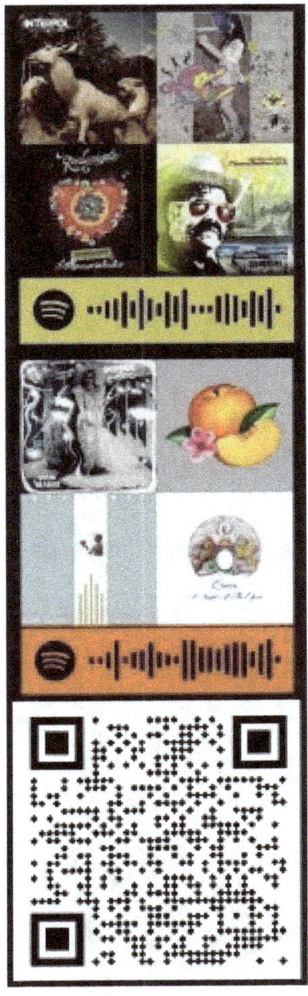